Kohlhammer

Behandlungspfade für die ambulante Integrierte Versorgung von psychisch erkrankten Menschen
Evidenzbasiert – leitlinienorientiert – sektorenübergreifend – interdisziplinär
Herausgegeben von Wulf Rössler und Jörn Moock

Übersicht über die Bände:

- Dorothea Büchtemann, Denise Kästner, Christian Koch, Kirsten Kopke, Jeanett Radisch, Wolfram Kawohl, Jörn Moock, Wulf Rössler:
  Mittelschwere und schwere unipolare Depression
  ISBN: 978-3-17-024846-5

- Denise Kästner, Dorothea Büchtemann, Steffi Giersberg, Christian Koch, Anke Bramesfeld, Jörn Moock, Wolfram Kawohl, Wulf Rössler:
  Bipolare Störungen
  ISBN: 978-3-17-024826-7

- Jeanett Radisch, Johanna Baumgardt, Elina Touil, Jörn Moock, Wolfram Kawohl, Wulf Rössler:
  Demenz
  ISBN: 978-3-17-024830-4

- Jeanett Radisch, Katja Kleine-Budde, Johanna Baumgardt, Jörn Moock, Wolfram Kawohl, Wulf Rössler:
  Schizophrenie
  ISBN: 978-3-17-026076-4

- Steffi Giersberg, Elina Touil, Denise Kästner, Dorothea Büchtemann, Jörn Moock, Wolfram Kawohl, Wulf Rössler:
  Alkoholabhängigkeit
  ISBN: 978-3-17-029164-5

Steffi Giersberg, Elina Touil,
Denise Kästner, Dorothea Büchtemann,
Jörn Moock, Wolfram Kawohl, Wulf Rössler

Alkoholabhängigkeit

Verlag W. Kohlhammer

Finanzierung: Innovations-Inkubator der Leuphana Universität Lüneburg aus Mitteln des Landes Niedersachsen und der Europäischen Union

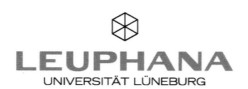

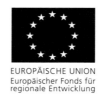

EUROPÄISCHE UNION
Europäischer Fonds für
regionale Entwicklung

1. Auflage 2015

Alle Rechte vorbehalten
© W. Kohlhammer GmbH, Stuttgart
Gesamtherstellung: W. Kohlhammer GmbH, Stuttgart

Print:
ISBN 978-3-17-029164-5

E-Book-Formate:
pdf: ISBN 978-3-17-029165-2
epub: ISBN 978-3-17-029166-9
mobi: ISBN 978-3-17-029167-6

Danksagung

Wir möchten uns bei allen herzlich bedanken, die durch das Bereitstellen Ihres Wissens und Ihrer Erfahrung zur Erstellung des BHP beigetragen haben. Insbesondere danken wir der Arbeitsgruppe »Alkoholabhängigkeit«, zu der Wolfram Beins, Prof. Oliver Pogarell, Klaus Polack, Georg Wiegand und Prof. Günther Wienberg gehörten, für ihre Vorarbeiten.

Ebenso danken wir den Interviewteilnehmern und Teilnehmern der Konsentierungsrunden für ihre Anmerkungen und den fachlichen Input: Prof. Markus Banger, Wolfram Beins, Dr. Hermann Brands, Dr. Roger Breyer, Barbara Büchtemann, Katharina Büxe, Johannes Dieckmann, Dr. Ralf Drewes-Lauterbach, Edith Hatesuer, Prof. Ursula Havemann-Reinecke, PD Dr. Annemarie Heberlein, Prof. Andreas Heinz, Frank Hübner, Dr. Jürgen Kress, Dr. Joachim Köhler, Dr. Thomas Kuhlmann, Walter Langer, Martina Lapins, Prof. Karl Mann, PD Dr. Jochen Mutschler, Prof. Oliver Pogarell, Klaus Polack, Ina Reichinger, Dr. Martin Reker, Uta Riemenschneider, Ulrike Steffgen, Eberhard Stock, Dr. Markus Stuppe, Dr. Bernhard Thelen, Dirk Vennekold, Dr. Volker Weissinger, Georg Wiegand.

Inhalt

Abkürzungsverzeichnis

A	Aufnahme
AES	Alkohol-Entzugssyndrom-Skala
AKH	Allgemeinkrankenhaus
APP	ambulante psychiatrische Pflegedienste/Pflegekraft (SGB V)
AUDIT(-C)	Alcohol Use Disorder Identification Test, Langform (Kurzform)
B	Basismodul
BHP	Behandlungspfad
CMA	Chronisch mehrfach beeinträchtigte Abhängige
CM	Case-Management/Case Manager
DIPS	Diagnostisches Interview bei psychischen Störungen
DRV	Deutsche Rentenversicherung
DGPPN	Deutsche Gesellschaft für Psychiatrie und Psychotherapie, Psychosomatik und Nervenheilkunde
E	Ergänzungsmodul
FA/FÄ	Facharzt/Fachärzte
GKV	Gesetzliche Krankenversicherung
HA/HÄ	Hausarzt/Hausärzte
I	Interventionsmodul
ICD-10	International Statistical Classification of Diseases and Related Health Problems, 10. Revision
ICF 2001	International Classification of Functioning Disability and Health
IV	Integrierte Versorgung
KK	Krankenkasse
KQ	Kooperation und Qualitätssicherung
LL	Leitlinie
LL AUS	Guidelines for the Treatment of Alcohol Problems (Proude, Lopatko, Haber, und Linzteris, 2009)
LL NICE 2010	Alcohol Use Disorders: Diagnosis and Clinical Management of Alcohol-related Physical Complications (The National Clinical Guideline Centre for acute and chronic conditions, 2010)
LL NICE 2011	The NICE Guideline on Diagnosis, Assessment and Management of Harmful Drinking and Alcohol Dependence (National Collaborating Centre for Mental Health, 2011)
LL SIGN	The management of harmful drinking and alcohol dependence in primary care (Scottish Intercollegiate Guidelines Network (SIGN), 2003)
MMSE	Mini-Mental-State-Examination
MFA	Medizinische Fachangestellte
MI	Motivational Interviewing (Motivierende Gesprächsführung)
N	Notfallbehandlung
p-FA	Facharzt für Psychiatrie und Psychotherapie mit Niederlassung
PEI	Psychoedukation
PIA	Psychiatrische Institutsambulanz
PK	Psychiatrische Klinik
PT	(Psychologischer) Psychotherapeut
PTBS	Posttraumatische Belastungsstörung
QE	Qualifizierte Entzugsbehandlung/Qualifizierter Entzug
QF	Quantity-frequence estimates/methods (Frequenz-Menge-Methode)
QI	Qualitätsindikatoren

QM	Qualitätsmanagement
QS	Qualitätssicherung
SBS	Suchtberatungsstelle
SGB	V Sozialgesetzbuch Fünftes Buch – Gesetzliche Krankenversicherung –
SGB	VI Sozialgesetzbuch Sechstes Buch – Gesetzliche Rentenversicherung –
SGB	XII Sozialgesetzbuch Zwölftes Buch – Sozialhilfe –
SHG	Selbsthilfegruppe
SpDi	Sozialpsychiatrischer Dienst
WfbM	Werkstatt für behinderte Menschen
WKS	Wernicke-Korsakow-Syndrom

Abkürzung der Interviewpartner

A	Angehöriger
ABE	ambulanter Betreuer
AG	Arbeitsgruppe »Entwicklung Behandlungspfad Alkoholabhängigkeit«
APP	ambulanter psychiatrischer Pflegedienst
DRV	Deutsche Rentenversicherung
FA	Facharzt für Psychiatrie und Psychotherapie (mit Niederlassung)
GBE	gesetzlicher Betreuer
HA	Hausarzt
HAS	Hausarzt mit Suchtmedizin
P	Patient (Betroffener)
PIA	Psychiatrische Institutsambulanz
PK1	Psychiatrische Klinik 1
PK2	Psychiatrische Klinik 2
PT	(Psychologischer) Psychotherapeut
SBS1	Suchtberatungsstelle 1
SBS2	Suchtberatungsstelle 2
WIS1	Wissenschaft Sucht 1
WIS2	Wissenschaft Sucht 2

1 Einleitung

BHP stellen für den Gesundheitssektor eine besondere Form des Versorgungsmanagements dar. Sie gestalten Behandlungsverläufe über einzelne Professionen und Sektoren hinweg und fördern dadurch effektive und effiziente Behandlungsergebnisse im Sinne einer patientenorientierten Versorgung (Sens, Eckardt, und Kirchner, 2009)[1].

Behandlungspfad: Ziel und Aufgabe

Der vorliegende BHP beschreibt den Behandlungsverlauf für die ambulante integrierte Versorgung von Patienten mit der Primärdiagnose Alkoholabhängigkeit. Er umfasst Aufgaben ambulanter Gesundheitsakteure, die sich vor allem auf die Versorgung von alkoholabhängigen Patienten ausrichten, und schließt Schnittstellen zur stationären Versorgung mit ein. Sein Ziel ist es, sektorenübergreifende Standards für die Abfolge indizierter Interventionen und die transsektorale Kooperation zu setzen (Dick et al. 2006). Dabei stellen die Standards keine Einschränkung der Therapiefreiheit dar und entbinden ebenfalls nicht von einer eigenverantwortlichen Einschätzung des Behandlungsbedarfs der Patienten, sondern sind als Handlungsempfehlungen zu verstehen.

Diese Handlungsempfehlungen basieren auf systematisch recherchierten Leitlinien und Fachliteratur sowie auf Erfahrungen von Suchtexperten aus der Wissenschaft und Praxis. Im Gegensatz zu klinischen Leitlinien fokussieren BHP auf organisatorische Prozesse, d. h. auf das »Wer« und »Wann« anstelle des »Was« und »Wie« in der Behandlung. Dies bedeutet im Rahmen des Versorgungssystems, dass sie als Instrumente der Leitlinienumsetzung interdisziplinäre Aktivitäten und Verantwortlichkeiten festlegen. Neben dem Ziel, Versorgungsabläufe leitliniengerecht zu standardisieren und sektorenübergreifend zu koordinieren, schaffen BHP Transparenz sowohl für Leistungserbringer und Kostenträger als auch für Patienten und ihre Angehörigen. Insofern sind sie als wichtige Orientierungshilfe für alle am Behandlungsprozess beteiligten Akteure dienlich, da sie dadurch deren Handlungssicherheit in der Arbeit mit alkoholabhängigen Patienten stärken können.

Gesamtgesellschaftliche Relevanz

Für die Bundesrepublik ist die Entwicklung innovativer Versorgungsabläufe bezogen auf Alkoholabhängigkeit von hoher Relevanz. Laut dem Bundesministerium für Gesundheit weisen 1,3 Millionen der Menschen in Deutschland eine Alkoholabhängigkeit auf (Bundesministerium für Gesundheit, 2012). Gesamtgesellschaftlich betrachtet sterben circa 30.000 bis 100.000 Personen pro Jahr an den Folgen einer Alkoholabhängigkeit (Bloomfield, Kraus, und Soyka, 2008). Der volkswirtschaftliche Schaden, der durch den Arbeitsausfall und vorzeitige alkoholismusbedingte Todesfälle entsteht, beträgt 20,6 Mrd. Euro jährlich (Weissinger und Missel, 2006). Somit zählt Alkohol, obwohl gesetzlich zugelassen, zu den gefährlichsten und häufigsten Suchtmitteln in Deutschland. Alkoholmissbrauch und -abhängigkeit wirken sich massiv auf die individuelle Gesundheit und das gesamtgesellschaftliche Leben aus. Den Betroffenen drohen schwere körperliche Folgeerkrankungen. Ferner besteht ein erhöhtes Risiko für die Entwicklung oder Aufrechterhaltung komorbider psychischer Störungen wie etwa Angsterkrankungen, Depressionen oder Psychosen. Viele Patienten in Deutschland weisen eine solche Doppeldiagnose auf (Schmidt L, Konrad, Schmidt K, Singer, und Teyssen, 2003). Parallel sind häufig soziale Isolation, berufliche Desintegration und Verarmung die Folge. Diese Problemlagen beeinflussen auch die nächste Generation – Kinder von Alkoholabhängigen tragen selbst ein erhöhtes Risiko, psychische Störungen zu entwickeln bzw. selbst einen schädigenden Substanzmittelgebrauch auszuüben (Comer, 2001). Weiterhin steht

---

1 Für allgemeine Personenbezeichnungen wurde i.d.R. die männliche Ausdrucksform gewählt. Sie schließt gleichermaßen die weibliche Form mit ein. Die Leserinnen und Leser werden hierfür um Verständnis gebeten.

Alkohol häufig im Zusammenhang mit Suiziden, Straftaten und Unfällen (Robert Koch Institut, 2003).

Behandlungsziele bei Alkoholabhängigkeit sind daher die Wiederherstellung bzw. Verbesserung der körperlichen und psychischen Gesundheit und der Fähigkeit, ein abstinentes Leben zu führen sowie soziale Reintegration (Weissinger und Missel, 2006). Hierfür sind vielfältige Interventionen, wie z. B. motivationsfördernde Maßnahmen, ein qualifizierter Entzug, eine Entwöhnungstherapie, Rückfallprävention und -behandlung, psychosoziale Nachsorge und aufsuchende Hilfsangebote, erforderlich, die dem individuellen Bedarf entsprechend ausgewählt werden. Zentraler Akteur für die Diagnostik, Patientenmotivation, Förderung der Therapiebereitschaft und Einleitung weiterführender Behandlungsinterventionen ist der HA in enger Kooperation mit der ärztlichen und psychosozialen Suchtkrankenhilfe. Damit die genannten Interventionen optimal wirksam werden, ist die Kontinuität der Versorgung, d. h. insbesondere ein gutes Schnittstellenmanagement, wichtig.

Eine Implementierung und anschließende Evaluation wird zeigen, ob der vorliegende BHP innovative und gute Maßstäbe in der Behandlung alkoholabhängiger Patienten setzen und den Anforderungen der Kostenträger, Leistungsanbieter und Betroffenenverbände standhalten kann. Eine regelmäßige Überprüfung und Anpassung des vorliegenden BHP ist aufgrund der stetigen Weiterentwicklungen hinsichtlich evidenzbasierter Diagnostik und Behandlung und im Sinne eines QM zu empfehlen.

2   Methodik

Die Entwicklung des BHP für Patienten mit Alkoholabhängigkeit orientiert sich an ambulanten Pfaden zu anderen Indikationsbereichen (Depression, bipolare Störungen, Demenz). Sowohl die modulare Struktur (für einen Überblick über den Aufbau der Module ▶ Kap. 4.1) als auch die Stufen des Entwicklungsprozesses folgen im Allgemeinen diesen Vorgängern.

Die Erstellung gliederte sich dementsprechend in folgende zentrale Schritte:

- SOLL-Analyse: Leitlinienrecherche, Cochrane-Database-Recherche, ergänzende Literatur, Empfehlungen der »Arbeitsgemeinschaft Behandlungspfad Alkoholabhängigkeit«
- IST-Analyse: systematische Literaturrecherche und Experteninterviews
- Ausformulierung der Module
- Konsentierung: schriftliche Delphi-Befragung

Während die SOLL-Analyse ausgehend von der wissenschaftlichen Evidenz auf die optimale Behandlung von Menschen mit Alkoholabhängigkeit fokussiert, dient die IST-Analyse der Beschäftigung mit der Realität der deutschen Regelversorgung. Die inhaltliche Ausgestaltung der Module des Pfades geschieht in einem kontinuierlichen Abgleich zwischen beiden. So werden Empfehlungen formuliert, die im Rahmen einer ambulanten Integrierten Versorgung zu Verbesserungen der Behandlung führen sollen. Dabei sollen gegenwärtige Akteure und Strukturen sowie die Umsetzbarkeit in der Versorgungspraxis beachtet werden. $\qquad$ *SOLL- und IST-Analyse*

Für die Analyse des SOLL-Zustandes wurden zunächst deutsch- und englischsprachige Leitlinien der letzten 10 Jahre (Zeitfilter: 2002–2012) gesichtet. Diese Recherche erfolgte im Zeitraum zwischen dem 31.05.2012 und dem 04.06.2012 in folgenden Datenbanken:

- Ärztliches Zentrum für Qualität in der Medizin (ÄZQ, www.leitlinien.de/leitlinien-finden)
- Arbeitsgemeinschaft der Wissenschaftlichen Medizinischen Fachgesellschaften (AWMF, www.awmf.org/leitlinien/leitlinien-suche.html)
- Guidelines International Network (G-I-N, www.g-i-n.net/)
- Agency for Healthcare Research and Quality (AHRQ, www.guidelines.gov)
- Scottish Intercollegiate Guidelines Network (SIGN, http://sign.ac.uk/guidelines/published/index.html#Mental)

Ausgeschlossen wurden Leitlinien, die sich auf das Kindes- und Jugendalter konzentrieren sowie Leitlinien mit dem Status »zurückgezogen«, »Aktualisierung erforderlich« oder »veraltet«. Basierend auf ihrem Titel wurden 12 Leitlinien ausgewählt, die detaillierter analysiert und im 6-Augen-Prinzip bezüglich der Kriterien »Aktualität, Vorliegen von Evidenzkriterien und Anwendbarkeit/Übertragbarkeit« auf das deutsche Gesundheitswesen bewertet wurden. Vier Leitlinien wurden eingeschlossen, wobei der NICE Leitlinie »Alcohol-use disorders: Diagnosis, assessment and management of harmful drinking and alcohol dependence« (National Collaborating Centre for Mental Health, 2011) die höchste Priorität zugeordnet wurde (für eine vollständige Übersicht, ▶ Anhang A). Nach einer zusätzlichen Google-Suche und einer Handsuche wurden weitere fünf Leitlinien gescreent, von denen die Leitlinie »Guidelines for the Treatment of Alcohol Problems« aus Australien eingeschlossen wurde (Proude et al., 2009). $\qquad$ *NICE-Leitlinie »Alcohol-use disorders« (2011)*

Insbesondere um aktuelle innovative Versorgungsansätze berücksichtigen zu können, wurde anschließend am 01.10.2012 eine Recherche in der Cochrane Database of Systematic Reviews durchgeführt. Dabei wurde der Suchbegriff »alcohol« und die Filter: »2002–2012« und »Review« verwendet. Nach Screening der Titel und Abstracts (110 Treffer) wurden 3 Reviews im Volltext ausgewertet.

Literaturrecherche und Experteninterviews

Aus den genannten Quellen ergaben sich relativ wenige Empfehlungen, die sich problemlos auf deutsche Versorgungs- und Behandlungsgegebenheiten beziehen ließen. Eine Aufgabe bestand demnach darin, die internationale Evidenz in nationale Strukturen und Bedingungen einzuordnen. Unter anderem unterstützte dabei eine eigens gegründete Arbeitsgemeinschaft (AG). Die AG setzte sich zu diesem Zwecke aus 5 Teilnehmern zusammen: zwei leitende Sozialpädagogen mit Fokus auf die Suchtberatung und die psychosoziale Versorgung, ein Psychologe und Gesundheitswissenschaftler sowie ein psychiatrisch fachärztlicher Experte mit klinischem und wissenschaftlichem Hintergrund und ein Vertreter der Kostenträger, speziell der Rentenversicherung[2]. Die Teilnehmer der AG berieten bei der Entwicklung des Pfades zum einen bezogen auf die konkrete Ausgestaltung leitliniengestützter Module, zum anderen zu Themenbereichen, für die insgesamt keine oder wenig Evidenz vorlag. Im Zeitraum vom 20.11.2012 bis 13.02.2013 wurden den Experten zwei Fragenkataloge unabhängig voneinander vorgelegt, die sie schriftlich beantworteten. Eine Beispielfrage kann Anhang B entnommen werden.

Parallel zur SOLL-Analyse wurde eine IST-Analyse der aktuellen Versorgungssituation in Deutschland durchgeführt. Diese beruhte auf einer systematischen Literaturrecherche und einer qualitativen Studie.

Im Zeitraum vom 20.06.2012–21.06.2012 wurde in den Datenbanken Web of Science, pubmed, PsychInfo und Psyndex gesucht. Die Suchstrategie kombinierte jeweils Suchbegriffe zur Störung (z. B. »alcohol addiction«) mit relevanten Versorgungsbereichen (z. B. »primary care«). Des Weiteren wurden ein Deutschlandbezug sowie eine Einschränkung zum Veröffentlichungsdatum (2004–2012)[3] und ggf. zum Alter der Zielgruppe (»adult«) integriert. Die Suchstrategie in den jeweiligen Datenbanken ist in Anhang C detailliert aufgeschlüsselt. Alle gefundenen Artikel wurden auf Grundlage ihrer Titel und Abstracts im 4-Augen-Prinzip gescreent. Von den 32 ausgewählten Artikeln wurden sechs nach Durchsicht des Volltextes entweder aufgrund mangelnder oder stark regional begrenzter Versorgungsrelevanz ausgeschlossen. Neun weitere als versorgungsrelevant bewertete Artikel wurden durch Handsuche und Suche nach grauer Literatur ergänzt. Der Ablauf der Recherche kann der Abbildung in Anhang D entnommen werden. Die gefundenen Artikel wurden von vier wissenschaftlichen Mitarbeiterinnen ausgewertet.

Ergebnisse Literaturrecherche

Die Ergebnisse der Literaturrecherche zeigen, dass wissenschaftlich fundierte Literatur zur Versorgungslage in Deutschland, die aktuell und indikationsspezifisch ist, in eher geringem Umfang existiert und häufig nicht alle relevanten Versorgungsbereiche (medizinisch, rehabilitativ, psychosozial) abdeckt. Daher wurden, aufbauend auf den Resultaten der Literaturrecherche, zusätzlich Experteninterviews von zwei wissenschaftlichen Mitarbeiterinnen durchgeführt. Die 18 vorwiegend telefonisch interviewten Experten verfügen über ein Spezialwissen aufgrund wissenschaftlicher und/oder klinisch-praktischer Tätigkeit bzw. durch die Arbeit in Verbänden oder bei Kostenträgern (Das Interview mit dem Experten aus dem SpDi konnte aufgrund technischer Probleme nicht aufgezeichnet werden. Hierfür wurde ein Gedächtnisprotokoll angelegt). Die jeweilige Interviewerin erstellte unter Nutzung der Literatur den Leitfaden, der durch eine weitere Mitarbeiterin gegengelesen wurde. Die Grundstruktur aller Leitfäden entsprach folgendem Muster: Einleitungsfrage (allgemeine Einschätzung der Versorgungslage von alkoholabhängigen Menschen, ggf. eigene Rolle in der Versorgung) und je nach Befragtem konkrete Fragen aus Bereichen wie Diagnostik, Behandlung, Kooperation und Schnittstellen, Angehörige, Selbstmanagement, Arbeit, Krisenintervention. Ein Beispielleitfaden ist in Anhang E enthalten. Einen Überblick über den Hintergrund der Experten sowie Dauer (zwischen 29 und 68 Minuten) und Daten (zwischen 01.10.2012 und 14.12.2012) der Interviews gibt Tabelle 1.

Die Interviews wurden nach den Regeln von Kuckartz (2007) transkribiert. Die Auswertung orientierte sich an der qualitativen Inhaltsanalyse nach Mayring (2010) und erfolgte mithilfe

---

2 Wolfram Beins, Prof. Oliver Pogarell, Klaus Polack, Georg Wiegand und Prof. Günther Wienberg
3 Die Einführung des GKV-Modernisierungsgesetzes zum 01.01.2004 markiert den Beginn der Literaturrecherche.

von MAXQDA 10. Das Kodierschema (▶ **Anhang F**) basierte auf den Erfahrungen vorangegangener BHP und wurde von vier wissenschaftlichen Mitarbeiterinnen (Gesundheitswissenschaftlerinnen, Sozialpädagogin, Psychologin) a priori auf die Zielgruppe alkoholabhängiger Patienten angepasst und in einem Probecoding geprüft. Jedes Interview wurde anschließend unabhängig voneinander von zwei Mitarbeiterinnen ausgewertet, jeweils eine dritte Mitarbeiterin führte die beiden Kodierungen final zusammen.

Experte (Umschreibung)	Dauer	Datum
Forschung (WIS1)	00:54:26	16.11.2012
Forschung (WIS2)	00:50:06	22.11.2012
Psychiatrische Klinik, Forschung (PK1)	00:53:59	28.11.2012
Psychiatrische Klinik, Forschung (PK2)	01:04:42	29.10.2012
Forschung (DRV)	00:54:20	29.11.2012
Niedergelassener Hausarzt (mit suchtmedizinischer Zusatzqualifikation) (HAS)	01:04:11	17.10.2012
Niedergelassener Hausarzt (ohne suchtmedizinische Zusatzqualifikation) (HA)	00:49:28	12.12.2012
Niedergelassener psychiatrischer Facharzt (FA)	00:39:28	26.11.2012
Niedergelassener Psychotherapeut (PT)	00:53:27	13.11.2012
Psychiatrische Institutsambulanz (PIA)	00:29:10	14.12.2012
Leiter Suchtberatungsstelle (SBS1)	01:10:12	31.10.2012
Leiter Suchtberatungsstelle (SBS2)	01:08:43	06.11.2012
Sozialpsychiatrischer Dienst (SpDi)	-	29.11.2012
Gesetzlicher Betreuer (GBE)	00:47:28	01.10.2012
Ambulanter Betreuer (Ambulante Einzelfallhilfe) (ABE)	00:58:28	10.10.2012
Leiter APP-Dienst (APP)	00:38:19	27.11.2012
Patientenvertreter (P)	00:55:53	18.10.2012
Angehörigenvertreter (A)	00:49:25	17.10.2012

Tab. 1: Überblick über die Experteninterviews

Auf der Grundlage der SOLL- und IST-Analyse wurden die Module des BHP ausformuliert. Anschließend wurde die so entwickelte Version in einem schriftlichen, zweistufigen Delphi-Verfahren konsentiert (1. Runde: 28.03.2013–19.04.2013; 2. Runde: 03.05.2013–17.05. 2013). Die Teilnehmer bewerteten dabei auf einer vierstufigen Skala (»stimme zu« bis »stimme nicht zu«), inwieweit sie mit der Ausgestaltung jedes einzelnen Moduls und des BHP im Ganzen übereinstimmen konnten. Zudem wurde um eine schriftliche Rückmeldung (z. B. eine Begründung oder einen Verbesserungsvorschlag) gebeten, wenn der jeweilige Teilnehmer dem Modul nicht oder eher nicht zustimmen konnte. Auf dieser Grundlage wurden die Module nach der ersten Runde überarbeitet. An einigen Punkten wurden trotz entsprechender Rückmeldungen keine Veränderungen vorgenommen, wenn es sich um Einzelmeinungen oder um divergierende Beurteilungen handelte. In diesen Fällen wurde eine begründende Antwort formuliert.

Die Auswahl der Konsentierungsteilnehmer (N = 32) wurde so vorgenommen, dass Akteure aus möglichst allen Bereichen (ambulante und stationäre medizinische Versorgung, Wissenschaft, psychosoziale Versorgung, Rehabilitation, Kostenträger) vertreten waren. Der Rücklauf lag in beiden Runden bei 71,9 % (N = 23). Die Zustimmungsraten reichten in der ersten

Delphi-Verfahren

Runde von 69,6 % bis 100 % und in der zweiten Runde von 87 % bis 100 %. Bereits in der ersten Runde konnte für alle Module mit einer Ausnahme (A.3 Aufnahme in die IV) Konsens oder starker Konsens erreicht werden. In der zweiten Runde traf dies auf alle Module zu. Rücklauf und Zustimmungsraten sind detailliert für die jeweiligen Module in Anhang G aufgeführt. Nach Auswertung der Kommentare der zweiten Konsentierungsrunde wurde die Finalversion der Module erstellt.

3 Ergebnisse[4]

Versorgung allgemein

Probleme

Das Suchthilfesystem erreiche insgesamt nur einen kleinen Teil (max. etwa ein Fünftel) der Patienten mit alkoholbezogenen Störungen (Hapke, Röske, Riedel, Doese, und John, 2005; Hillemacher und Bleich, 2008; Perkonigg et al., 2006), [SBS2]. In das Hilfesystem sowie in eine verhältnismäßig gute Versorgung gelangten insbesondere erwerbstätige, nicht alleinstehende, weibliche, nicht in ländlichen Gebieten wohnende, besonders behandlungsmotivierte Personen (Baune et al., 2005; Bischof, Rumpf, Meyer, Hapke, und John, 2004; Röske, Riedel, John, und Hapke, 2005; Schäfer et al., 2009), [GBE; P; FA; SBS1; DRV; PK1; FA; PK2; APP; ABE; PIA].

Unzureichende Suchthilfeangebote

Die in der Literatur und den Interviews thematisierten Schwierigkeiten der Behandlungsmotivation, die unter »Behandlungsmotivation« ausführlicher beschrieben werden, seien ein Haupthindernis für eine gute Versorgung [HA; FA; SBS1; ABE]. Das Suchthilfesystem und die Kostenträger stellten einen hohen Anspruch an alkoholabhängige Patienten hinsichtlich ihrer Einsicht und Motivation [ABE; PIA]. Unmotivierten Patienten oder solchen mit einem mutmaßlichen Selbstverschulden würden Leistungen in einigen Regionen sowohl von Leistungserbringern als auch von Kostenträgern teilweise verweigert [SBS1; PK1; PK2]. Alkoholkranke würden stark stigmatisiert, obgleich Alkoholabhängigkeit bereits seit 1968 vom Bundessozialgericht als Suchterkrankung anerkannt sei. Dazu trügen Informationsdefizite bzgl. der Erkrankung und eine Vernachlässigung des Suchtthemas in der medizinischen Aus- und Fortbildung bei (Berner, Härter, Zeidler, Kriston, und Mundle, 2006a; Hintz und Mann, 2006; Rehm und Greenfield, 2008; Wildt et al., 2006), [WIS1; P; WIS1]. Suchtpatienten seien oft »Kranke zweiter Klasse« [SBS1; P; ABE].

Besondere Patientengruppen würden in der Suchthilfe unzureichend berücksichtigt. Vor allem ältere Alkoholabhängige (ab 60 Jahre) seien trotz des Vorliegens ähnlich wirksamer Behandlungsmaßnahmen wie bei jüngeren Patienten eine unterversorgte Patientengruppe, da ihre quantitative Bedeutung häufig unterschätzt würde und adäquate Versorgungsstrukturen fehlten (Hoff und Klein, 2010; Lieb, Rosien, Bonnet, und Scherbaum, 2008; Werner, 2011; Zeman, 2009), [SBS1; SBS2]. Des Weiteren würden junge alkoholabhängige Patienten ohne Ausbildung, Patienten in Haftanstalten, chronisch und multimorbide Abhängige mit komplexem Behandlungsbedarf (sog. »Drehtürpatienten«) sowie Patienten mit hirnorganischen Folgeerkrankungen nicht ausreichend versorgt [SBS1; APP; PIA; HAS; PK1; ABE]. Nicht direkt Betroffene, wie z. B. Kinder suchtkranker Eltern, würden als besondere Risikogruppe ebenfalls zu wenig berücksichtigt [PK1]. Insgesamt ist der Transfer der evidenzbasierten Medizin in den Versorgungsalltag und seine praktischen Umsetzungsmöglichkeiten unzureichend erforscht (Kuhlmann, 2006).

Lösungsansätze

Um die Stigmatisierung zu reduzieren und Alkoholabhängigkeit nicht mehr nur als individuelles, sondern als gesellschaftliches Problem wahrzunehmen, halten einige Interviewte einen

---

4 Die Darstellung der Interviewergebnisse erfolgt einheitlich im Konjunktiv, auch sofern diese zusammen mit Literaturbelegen wiedergegeben werden.

Schwerpunktpraxen sinnvoll

Paradigmenwechsel für erforderlich [P; HAS]. Weiterbildungen und suchtmedizinische Qualifikationen bei Ärzten, insbesondere HÄ, seien hierfür wichtig (Hintz und Mann, 2006), [PK2]. So erzielte ein Modellprojekt in Mecklenburg-Vorpommern mit niedergelassenen suchtspezifischen Schwerpunktpraxen gute Erfolge: Die Inanspruchnahme von Behandlungsangeboten stieg und das Wohlbefinden der Patienten verbesserte sich. Beim gewünschten Ausbau der Schwerpunktpraxen in anderen Bundesländern muss wegen des höheren Versorgungsaufwandes stets eine extrabudgetäre Vergütung mit eingeplant werden (Coder et al., 2007; Hapke et al., 2005; Röske et al., 2005).

Zur Verbesserung der Versorgung sollten Angebote flexibler, dezentraler und niedrigschwelliger angelegt sein [GBE; ABE; PIA]. Insbesondere für ältere Patientengruppen sollten mehr entsprechende Aufklärungskampagnen durchgeführt und im Hinblick auf die quantitative Bedeutung der älteren Patientengruppen medizinisches und pflegerisches Personal besser qualifiziert werden (Werner, 2011; Zeman, 2009), [SBS1]. Aus ökonomischer und wissenschaftlicher Perspektive sollten die ambulante Versorgung sowie präventive Maßnahmen im bildungsspezifischen oder im familiären Setting ausgebaut werden (Hintz und Mann, 2006; Baumeister et al., 2006), [SBS2; HAS; PK1; PK2]. Studien zur Implementierung von evidenzbasierten Strategien und Standards sollten verstärkt unter Berücksichtigung der alltäglichen Versorgungspraxis erfolgen (Berner, Langlotz, Kriston, und Härter, 2007b; Kuhlmann, 2006), [PK2].

Behandlungsmotivation

Probleme

Suchtbegleitende psychosoziale Probleme

Alkoholabhängige Patienten haben zumeist erhebliche psychologische, körperliche und psychosoziale Beeinträchtigungen (Martens, Schütze, Buth, und Neumann-Runde, 2011; Schäfer et al., 2009). Ein hoher Anteil der Patienten ist ohne Arbeit und bezieht Sozialleistungen. Etwa die Hälfte der Patienten lebt allein (Martens et al., 2011; Schäfer et al., 2009; Steppan, Pfeiffer-Gerschel, und Künzel, 2011). Viele Patienten – insbesondere Frauen – haben Gewalt oder sexuelle Gewalt erfahren, stammen aus ebenfalls von Alkoholabhängigkeit betroffenen Familien oder waren bereits inhaftiert (Martens et al., 2011; Schäfer et al., 2009). Ein Drittel der Patienten beklagt schwere psychische Belastungen, etwa ein Fünftel der Patienten begeht mindestens einen Suizidversuch (Martens et al., 2011).

Diese vielfältigen und suchtbegleitenden psychosozialen Beeinträchtigungen beeinflussen die Behandlungsmotivation. Zahlreiche Interviewpartner betrachten die Patienten als unzuverlässig und stark eingeschränkt in der Compliance während der Behandlung, teilweise auch nach einer bereits erfolgreichen Therapie [FA; PK2; HA; A; PT 1; GBE; WIS2; PK2; DRV]. Viele Patienten seien eine lange Zeit nicht krankheitseinsichtig oder tendierten zur Verleugnung und Vermeidung [PT; P; GBE; SBS2; HA; HAS; DRV]. Die Anfangsmotivation sei oft von geringer Dauer und eher extrinsisch, da die Betroffenen häufig erst bei großem Leidensdruck (z. B. bei Führerscheinentzug, Familienproblemen, drohendem Arbeitsplatzverlust, bedeutenden Rückfällen) Hilfe aufsuchten [PT; HA; FA]. Daher empfänden Leistungserbringer die wiederkehrenden Aufgaben der Aufklärungs- und Motivationsarbeit zur Förderung der Krankheitseinsicht sowie die Behandlung aufgrund unzureichender Ausbildung und wegen Zeitmangels oft als problematisch und sehr aufwändig [FA; HA; WIS2; GBE].

Lösungsansätze

Die Behandlungsmotivation müsse in besonderem Maße gefördert werden. Dazu gehörten z. B. der konsequente Einbezug von Patienten und Angehörigen, die regionale Weiterleitung und eine besondere Förderung der Selbstwirksamkeit [WIS2; PT; PIA; GBE; ABE]. Ein frühes Intervenieren, z. B. im Rahmen von sogenannten Kurzinterventionen oder durch rechtzeitiges Ansprechen des Problems, sei wichtig (Freyer-Adam et al., 2008), [DRV].

Diagnostik

Probleme

In der Literatur und auch von interviewten Experten wird darauf hingewiesen, dass sowohl im ambulanten als auch im stationären Sektor nur wenige Patienten mit Verdacht auf Alkoholprobleme gescreent bzw. leitliniengemäß diagnostiziert werden (Berner et al., 2007b; Berner, Mundle, Härter, und Lorenz, 2004b; Berner et al., 2006b; Diehl et al., 2009; Krannich, Grothues, und Rumpf, 2006), [WIS1; SBS1; A]. Der Nutzen eines systematischen Screenings wird häufig hinterfragt (Berner et al., 2006a; Berner et al., 2004b). Bei speziellen Patientengruppen, z. B. bei Frauen, jüngeren oder älteren Patienten, fehlen spezifisch angepasste Diagnosekriterien (Berner et al., 2007a; Diehl et al., 2009; Hoff und Klein, 2010; Lieb et al., 2008; Werner, 2011). Bei einigen Patienten treten auch falsch-positive Diagnosen auf, z. B. bei Männern, Personen mit einem niedrigen Bildungsstatus, Erwerblosen, Pensionären, Einwohnern ländlicher Regionen und Alleinlebenden (Coder et al., 2008). Patienten, die sehr häufig eine Arztpraxis aufsuchen oder schwer erkrankt sind, haben eine höhere Wahrscheinlichkeit, fachgerecht diagnostiziert zu werden (Berner et al., 2007b; Berner et al., 2007a).

Patientenseitige Faktoren, wie z. B. fehlende Akzeptanz oder Scham, Geheimhaltungs- und Verleugnungstendenz, Furcht vor Stigmatisierung, Angst vor Arbeitsplatzverlust, hätten einen starken Einfluss auf den Diagnoseprozess (Berner et al., 2007b; Lieb et al., 2008; Zeman, 2009), [PIA; PT; SBS1; SBS2; HAS; HA; PK1]. Auch seitens der Ärzte könne der Diagnoseprozess negativ beeinflusst werden, u. a. aufgrund der Überzeugung fehlender Therapierbarkeit, wegen Ressourcenmangels, Unklarheiten bzgl. der Zuständigkeiten, Verwechslungen bei den Krankheitsbildern, Verharmlosung, Tabuisierung, Stigmatisierung oder wegen eigener Suchtprobleme (Berner et al., 2007b; Krannich et al., 2006; Zeman, 2009), [SBS1; SBS; HAS; A; WIS2; DRV; PK1; WIS1; FA; P]. HÄ thematisierten das Suchtproblem langjähriger Patienten eher selten, blendeten es oft aus und beschäftigten sich stattdessen mit den aus der Sucht resultierenden somatischen Diagnosen [P; SBS1; SBS2]. Auch FÄ diagnostizierten häufig weniger gründlich und konzentrierten sich auf andere psychische Erkrankungen als primäres Problem [FA].

Bedingt durch das höhere Aufkommen von Risikopatienten mit einer Alkoholproblematik in HA-Praxen (Berner et al., 2006a; Berner et al., 2007a), [DRV; SBS1; WIS1; WIS2; PIA] nähmen HÄ eine wichtige Rolle in der medizinischen Versorgung von alkoholabhängigen Patienten ein. Dennoch seien viele HÄ aufgrund der oben genannten Einstellungen gegenüber alkoholabhängigen Patienten und aufgrund mangelnder Ausbildung weder im Umgang mit Suchtpatienten noch in der suchtspezifischen Diagnostik und Erstberatung kompetent genug (Hoff und Klein, 2010), [SBS2; P; DRV; PIA]. Nichtsdestotrotz schätzen sie ihre Kenntnisse in Diagnostik und Motivierung besser ein als die Kenntnisse in der Behandlung der Alkoholabhängigkeit (z. B. Pharmakotherapie, Entzug) (Berner et al., 2006a). Eine Aufklärung zu diagnostischen Verfahren mit auf HÄ zugeschnittenen Informationen in Form von Flyern oder Flow-Charts in den letzten 10 Jahren habe nur geringen Erfolg gebracht [WIS1].

Lösungsansätze

Vorschläge bzgl. Ersterkennung und Diagnostik konzentrierten sich auf die Berufsgruppe der HÄ, da diese von Alkoholpatienten relativ häufig aufgesucht würden und Familie und Umfeld ihrer Patienten kennten [FA]. Sie zielten vor allem auf eine bessere Ausbildung und spezifische Kompetenzen der HÄ in der Gesprächsführung und Diagnostik ab (Berner et al., 2006a; Berner et al., 2007b; Coder et al., 2007; Hoff und Klein, 2010), [PK1; PIA; DRV; HAS].

Entgegen dem hinterfragten Nutzen eines systematischen Screenings wird der konsequente Einsatz von standardisierten Fragebögen (z. B. AUDIT, CAGE) und die entsprechende Berücksichtigung von speziellen Patientengruppen (z. B. Frauen und Senioren) sowohl in Arztpraxen als auch in AKH vielfach gefordert (Berner et al., 2007b; Berner et al., 2004b; Berner et al., 2007a; Coder et al., 2008; Lau et al., 2010; Lieb et al., 2008; Werner, 2011; Hoff und Klein, 2010), [WIS1; PK1; PT]. Für eine erfolgreiche Umsetzung von dokumentierten

Standardisierte Assessmentverfahren

Screeningverfahren und damit einhergehenden Gesprächsinterventionen werden finanzielle Anreize als Förderfaktoren betrachtet (Berner et al., 2007b; Hoff und Klein, 2010), [FA; DRV]. Allein schon durch das Auslegen von Fragebögen wie CAGE in Arztpraxen könnten Patienten im Rahmen eines Selbsttests dazu bewegt werden, ihr Alkoholproblem anzusprechen [HAS].

Behandlung

Behandlung allgemein

Probleme

Kaum Entzug oder Entwöhnung Nur wenige Patienten erhielten eine Entzugs- oder Entwöhnungsbehandlung [WIS1; WIS2]. Wie auch bei der Diagnostik könne fehlende Krankheitseinsicht oder schwankende Motivation der Patienten einen kontinuierlichen Behandlungsprozess behindern bzw. verhindern (Berner et al., 2007b), [FA; HA; A; WIS1]. Zudem könne die Inanspruchnahme einer Therapie von Seiten der Ärzte (v. a. niedergelassene) negativ beeinflusst werden, z. B. durch eine kritische, stigmatisierende oder diskriminierende Haltung gegenüber den Patienten, Tabuisierung (potenzielle Abhängigkeit unter den Medizinern selbst) oder Mangel an Wissen und Verständnis für das Krankheitsbild (Krannich et al., 2006; Wildt et al., 2006), [A; PK1; P; P; DRV]. Hinderlich sei auch, dass Ärzte Patienten oft nicht in Therapieentscheidungen systematisch miteinbezögen oder Behandlungsaussichten als zu wenig erfolgsversprechend einstuften (Krannich et al., 2006; Wildt et al., 2006), [HA; HAS; WIS1; ABE].

Unzureichende Ausbildung Da niedergelassene Ärzte häufig zu geringe Kenntnisse in der Suchtbehandlung und über die suchtspezifischen Versorgungsangebote hätten, erfolge die Behandlung verstärkt erfahrungsbasiert, nicht rechtzeitig oder ohne entsprechende Weiterleitungen bzw. Überweisungen (Berner et al., 2007b; Berner et al., 2004b; Berner, Ruf, und Härter, 2007c; Braig, Beutel, Toepler, und Peter, 2008), [SBS2; HA]. Der ärztliche Fortbildungsbedarf erstrecke sich insbesondere auf folgende Behandlungsbereiche: Umgang mit Rückfällen, MI, Einbezug der Angehörigen, Umgang mit Suizidalität, Psychotherapie und Früh- bzw. Kurzinterventionen (Berner et al., 2006a; Krannich et al., 2006), [DRV].

Erschwerend für die Behandlung könne die häufige Verknüpfung von Alkoholabhängigkeit mit weiteren psychischen Erkrankungen (»Doppeldiagnose«) sein. Oft sei nicht leicht zu bestimmen, was primär oder sekundär zu behandeln und welches ärztliche Fachgebiet für was zuständig sei [FA; PK2]. Eine integrierte Behandlung von substanzbezogenen Störungen und psychischen Komorbiditäten bei den Akteuren der psychiatrischen Versorgung (FÄ, PIA) einerseits oder der Suchthilfe andererseits ist noch nicht gut genug ausgebaut (Hintz und Mann, 2006; Schäfer et al., 2009).

Der Einsatz von alkoholabhängigkeitsspezifischen Medikamenten erfolgt nicht adäquat. Einerseits sei die Wirksamkeit der Medikamente, v.a. von Anti-Craving-Substanzen, umstritten (Berner et al., 2007b), [PK2; WIS1; FA; PT]. Andererseits verfügten Ärzte kaum über Erfahrungen oder fürchteten starke Belastungen ihres Budgets [WIS1; HAS; FA; PK2]. In einigen Fällen erhielten Patienten Medikamente mit Abhängigkeitspotenzial oder mit dem Ziel der Ruhigstellung [P; ABE].

Mangel an zeitlichen und finanziellen Ressourcen Im ambulanten Sektor sei der Mangel an zeitlichen und finanziellen Ressourcen der Ärzte eine der wichtigsten Hürden für eine gute Behandlung. Alkoholpatienten benötigten aus Sicht der Ärzte zeitaufwändige Interventionen, die jedoch nicht adäquat abrechenbar seien (z. B. Gesprächsinterventionen) (Berner et al., 2007b; Krannich et al., 2006), [HAS; HA; FA; PK1; DRV; WIS2; WIS1]. Zudem seien suchtspezifische Therapieplätze sowohl im ambulanten als auch im stationären Sektor meist begrenzt, was lange Wartezeiten zur Folge habe [PK1; PK2; HA; GBE].

Lösungsansätze

Eine wesentliche Verringerung der Behandlungsdefizite wird erstens bei einer gezielten Aufstockung von finanziellen und personellen Ressourcen erwartet (Berner et al., 2007b; Krannich et al., 2006), [DRV; P; WIS2; FA]. Insbesondere solle im Rahmen einer möglichst frühzeitigen Behandlung der Einsatz der motivationalen Kurzintervention, deren Wirkung bereits belegt worden sei, bei HÄ und in AKH gefördert werden (Berner et al., 2004b; Coder et al., 2008; Lau et al., 2010; Rehm und Greenfield, 2008), [DRV; WIS2; WIS1; PK2].

Zweitens ist eine verstärkte thematische Integration der Suchtbehandlung in die ärztliche Aus- und Fortbildung unentbehrlich, z. B. werden spezielle Trainingsprogramme zur Erhöhung der Sicherheit und Kompetenz der Ärzte im Umgang mit Suchtpatienten, mehr Schulungen zu motivationalen Kurzinterventionen sowie eine suchtmedizinische Grundausbildung gefordert (Berner et al., 2006a; Krannich et al., 2006), [P; DRV; WIS2]. Darüber hinaus sollten Ärzten mehr Implementierungshilfen zur Verfügung gestellt werden, z. B. Broschüren zum Vorgehen bei Gesprächsinterventionen (Berner et al., 2004b; Krannich et al., 2006).

Suchtbehandlung in der Ausbildung

Drittens ist der Ausbau von Therapieprogrammen entsprechend den Erkrankungsstadien und eine Anpassung bereits bestehender Maßnahmen für spezifische Patientengruppen anzustreben, vor allem für abhängige Frauen, betroffene Eltern und ältere Patienten ab 60 Jahren (Hoff und Klein, 2010; Lieb et al., 2008; Schäfer et al., 2009; Werner, 2011). Längere Fallbetreuungen, die insbesondere für Patienten mit komplexem Betreuungsbedarf (mehrere behandelnde Akteure) notwendig werden können, könnten ambulant durch kontinuierliches CM erfolgen. Schwerpunktmäßig könnten geschulte Mitarbeiter von Suchtberatungsstellen (SBS) das CM übernehmen, alternativ auch andere, gut vernetzte Leistungserbringer wie z. B. ABE (Braig et al., 2008; Hoff und Klein, 2010), [WIS2; HA; SBS1].

Ausbau der Therapieprogamme

Entzugsbehandlung

Probleme

Die Entzugsbehandlung ist ein wichtiger Ausgangspunkt für das Erreichen von Abstinenz. Jedoch weisen Entzugsbehandlungen sehr hohe Abbruchraten auf (Braune, Schröder, Gruschka, Daecke, und Pantel, 2008). Wesentliche Einflussfaktoren hierfür könnten eine geringe Behandlungsmotivation, das Fehlen einer Anschlusstherapie, das Vorliegen von Komorbiditäten und eine zu geringe Kontakthäufigkeit zum Fachpersonal sein (Braune et al., 2008), [FA]. Qualifizierte Entzugsbehandlungen (QE) berücksichtigten diese Einflussfaktoren und gölten als besonders nachhaltig (Span, Conrad, und Richter, 2006) [DRV; WIS1] gegenüber rein somatischen Entzugsbehandlungen. Trotzdem bildet der rein somatische Entzug nach Ansicht einiger Interviewpartner in vielen Regionen immer noch den größten Anteil der Entzugsbehandlungen, obgleich dabei u. a. keine motivationalen Elemente berücksichtigt werden und eine geringere Erfolgsquote aufzuweisen ist [WIS1, WIS2; DRV; PK1]. Meist – so kritisieren einige Interviewpartner – basieren QE jedoch auf Behandlungsphasen, die für multimorbide Patienten zu hochschwellig sind [so PK1; WIS2].

Hohe Abbruchraten

Abgesehen von den mit der Entgiftung verbundenen Problemen gibt es allgemeine Defizite bei ambulanten und (teil-)stationären Entzugsbehandlungen. Oft seien aus finanziellen, personellen und zeitlichen Gründen nur kurze und weniger nachhaltige stationäre Entzugsbehandlungen (in AKH oder PIA) möglich, obwohl viele Patienten eher einen längeren Aufenthalt benötigten, um eine grundlegende Suchtbehandlung zu erhalten und damit die Rückfallwahrscheinlichkeit zu reduzieren [PK1; HA; P; PK2; PIA]. Oftmals erschienen den Patienten die Zugänge erschwert, da sie eine bestimmte Klinik anvisierten und somit eine längere Wartezeit in Kauf zu nehmen hätten, sie eine stationäre Aufnahme grundsätzlich verweigerten oder nicht ausreichend behandlungsmotiviert seien [HAS; HA; A; PIA]. Obwohl ambulante bzw. teilstationäre Entzugsbehandlungen gegenüber stationären kosteneffektiver seien, fehle es an entsprechenden Angeboten (Rehm und Greenfield, 2008), [PIA]. Eine Ursache hierfür könne sein, dass für Ärzte die Durchführung eines ambulanten Entzugs schwierig und mit einer zu großen Verantwortung verbunden sei, z. B. aufgrund des Risikos eines Entzugssyndroms, der nicht ausreichenden Erfahrung mit der Medikation (z. B. Anti-Craving-Substanzen), des hohen Aufwandes (z. B. Laborkontrollen und tägliche Terminvorstellung), der hohen Rückfallquote und der eingeschränkten zeitlichen Kapazität sowie Rentabilität (Berner et al., 2006a), [FA; HA; HAS; PK2].

Lösungsansätze

QE statt Entgiftungen in AKH
QE seien rein somatischen Entgiftungen vorzuziehen (Braune et al., 2008; Span et al., 2006), [FA; DRV; WIS1; WIS2; PK2]. Niedergelassene Ärzte, die einen ambulanten Entzug trotz möglicher Risiken durchführten, sollten mit SBS oder Eingliederungshilfen, wie z. B. der ambulanten Einzelfallhilfe, kooperieren, um psychosoziale Aufgaben und Nachsorgemöglichkeiten zur Stabilisierung der Patienten an diese zu delegieren [PK2; ABE]. Ebenso müsse bei den durchführenden Ärzten die Haftungs- und Verantwortungssicherheit gestärkt werden [HA,].

Schnittstelle Entzug – Entwöhnung

Probleme

Als größtes Problem an der Schnittstelle zwischen Entzugs- und Entwöhnungsbehandlungen wird die lange Überbrückungszeit von zum Teil mehreren Monaten beschrieben, die häufig mit Rückfällen verbunden sei [HA; WIS2; P; SBS2; A; DRV; PK2; HAS]. Nur wenige Patienten nähmen während dieser Wartezeiten kontinuierliche Unterstützungsangebote wahr [HA]. Teilweise sei ein erneuter Entzug vor Antritt einer Entwöhnungsbehandlung notwendig [FA]. **Lange Wartezeiten** Lange Wartezeiten im Rahmen der Antragsverfahren bei der DRV für eine Entwöhnungsbehandlung seien hierfür häufig ursächlich. Zahlreiche Interviewpartner kritisieren, dass insbesondere Erstanträge häufig abgelehnt werden oder die Anfertigung der für die Anträge erforderlichen Formulare (z. B. Sozialbericht) verzögernd wirkt [P; A; HAS; DRV; HA; SBS2; PK1]. Eine weitere Ursache bildeten längere Wartezeiten auf einen Therapieplatz in einer (Tages-)Klinik oder ambulanten Einrichtung, die entweder vom Patienten selbst gewählt werde oder bei seiner zugehörigen KK unter Vertrag stehe [PK2; HA; SBS2; DRV].

Während des Entzugs erhielten viele Patienten aufgrund struktureller und personeller Gegebenheiten kein adäquates Entlassungsmanagement. Folglich sei der Übergang in die ambulante Betreuung nicht bis kaum vorbereitet. Viele Patienten, die mit der Situation oft überfordert seien, kennten ihren Rehabilitationsanspruch oder weitere poststationäre Angebote nicht [HAS; P; DRV; WIS2]. Vielfach verhindere auch eine regionale Entfernung der Entwöhnungskliniken und deren geringer Bekanntheitsgrad bei Entzugskliniken eine kooperative Vorbereitung [WIS2; SBS2]. Nur etwa ein Fünftel der Entzugskliniken/-abteilungen vermittelt in die stationäre Entwöhnungsbehandlung (Steppan et al., 2011).

Lösungsansätze

Die langen Wartezeiten an der Schnittstelle zwischen Entgiftung und Entwöhnung sollen intensiv zur begleiteten Neuorientierung und Vorbereitung auf die Entwöhnung genutzt werden. In der Literatur und von zahlreichen interviewten Experten werden Suchtberatungsstellen (SBS), Selbsthilfegruppen (SHG), tagesklinische Maßnahmen, vergütete Lotsenprogramme im Rahmen des Entlassungsmanagements einer Entzugsklinik, als Akutbehandlung abrechenbare Kurzzeitentwöhnungsprogramme und ambulante Weiterbehandlung (z. B. Hausbesuche durch Pflegekräfte, Behandlung in Ambulanzen) als übergangsbegleitende Angebote empfohlen (Steppan et al., 2011), [SBS2; HA; PK2; P; WIS2; HAS; FA]. Darüber hinaus könnten aufgrund schnellerer Bewilligungen und Verlegungen Eilanträge zu Rehabilitationsleistungen von SBS und Kooperationsverbünde zwischen z. B. psychiatrischen Kliniken (PK) und Entwöhnungseinrichtungen wartezeitverkürzend wirken [PK2].

Entwöhnung

Probleme

Nur wenige alkoholabhängige Patienten erhielten eine ambulante oder stationäre Entwöhnungsbehandlung (ca. 15.000-30.000 pro Jahr bei 1,3 Millionen Alkoholabhängigen in Deutschland), da der Zugang an zahlreiche Bedingungen geknüpft sei (Köhler, Grünbeck, und Soyka, 2007; Span et al., 2006), [ABE; WIS1; WIS2]. So stehe die durch die DRV finanzierte Entwöhnungsbehandlung vorrangig für erwerbstätige Patienten offen (Hoff und Klein, 2010), [DRV; PIA; PK2]. Die Entwöhnungsbehandlung hat bei dieser Patientengruppe einen positiveren Einfluss auf die Wiederherstellung der Arbeitsfähigkeit als bei nicht Erwerbstätigen (Henkel und Grünbeck, 2005; Köhler et al., 2007; Zobel, Missel, und Bachmeier et al., 2004). Zahlreiche Interviewpartner kritisieren zudem, dass darüber hinaus der Zugang für nicht rehabilitationsfähige Patienten erschwert ist, z. B. Patienten, die bereits mehrfach Entwöhnungen durchgeführt haben, Patienten mit hirnorganischen Veränderungen, Mehrfachabhängige, Inhaftierte, Pflegebedürftige und chronisch Erkrankte [PIA; PK1; PK2; SBS1; SBS2; WIS1]. Auch KK erschwerten den Zugang zu rehabilitativen Leistungen für Patienten, z. B. für ältere Pflegebedürftige sowie jüngere Menschen ohne Ausbildung (Hoff und Klein, 2010), [SBS1; SBS2; DRV]. Für privatversicherte Patienten würden oft keine Rehabilitationsleistungen übernommen [PK1]. Neben Zugangsschwierigkeiten würden die bewilligten Standardbehandlungsdauern in den letzten Jahren sowohl in ambulanter als auch stationärer Hinsicht tendenziell kürzer (Steppan et al., 2011; Zobel et al., 2004), [PK2]. Bei der stationären Entwöhnungsbehandlung bestehe ein Defizit darin, dass aufgrund der oft weiter entfernten (Tages-) Kliniken keine wohnortnahe Rehabilitation möglich sei und die Patienten ohne Belastungsurlaub nicht ausreichend auf den Alltag vorbereitet werden könnten [WIS1; GBE; DRV; ABE].

Einige interviewte Experten kritisieren, dass es sowohl bei der stationären als auch der ambulanten Rehabilitation oft an einer systematischen Integration des Patienten in ambulante Weiterbehandlungsangebote fehlt, sodass häufig keine sofortige und kontinuierliche, fachlich begleitete Anschlussbehandlung erfolgt und ein hohes Rückfallrisiko besteht (ca. 50 % der Patienten innerhalb von 3 Monaten nach Entwöhnung, Zobel et al., 2004), [WIS1; ABE; HAS; PK2]. HÄ und FÄ seien wenig in die ambulante und stationäre Rehabilitation eingebunden, weder im Sinne einer begleitenden Behandlung noch als Durchführende einer ambulanten Entwöhnung, was v. a. an der fehlenden fachlichen Qualifikation liege (Berner et al., 2006a), [SBS; PK2].

Entwöhnungsbehandlungen selten

Lösungsansätze

Wünschenswert sei der Ausbau ambulanter Entwöhnungsbehandlungsmöglichkeiten, Tageskliniken und Kombinationsbehandlungen, bei denen ambulante und stationäre Elemente zusammengestellt werden könnten (Köhler et al., 2007) [DRV; WIS1; ABE]. Eine Empfehlung spricht für eine Erhöhung der Gesamtbehandlungsdauer auf mind. 12–16 Wochen (Zobel et al., 2004). Inhaltlich wird für die Entwöhnungsbehandlung eine Intensivierung der arbeitsbezogenen Anteile und reintegrativen Maßnahmen insbesondere für Langzeitarbeitslose gefordert (Henkel und Grünbeck, 2005; Köhler et al., 2007), [PK2]. Die begleitende Akutversorgung durch niedergelassene Ärzte sollte mehr in die Rehabilitation eingebunden werden (Braig et al., 2008) [PK2]. Das Entlassungsmanagement und die Weiterbehandlung müssten verbessert werden, z. B. durch die direkte Eingliederung in weitere Angebote wie die ambulante Einzelfallhilfe, die Erstellung von Krisen- und Nachsorgeplänen oder kontinuierliche Kontakte zu SBS [ABE; PK2; SBS2].

Ausbau ambulanter Entwöhnung

Psychosoziale Versorgung und ambulant begleitende Behandlung

Probleme

Wichtige Akteure in der ambulanten psychosozialen Versorgung alkoholabhängiger Patienten sind SBS, SHG, ambulante psychologische Psychotherapeuten (PT), ambulante psychiatrische

Akteure

Pflegedienste/Pflegekräfte (APP), Wohngruppen, gesetzliche und ambulante Betreuer. Hinsichtlich der SBS sei problematisch, dass der Zugang für schwer erreichbare Patientengruppen (z. B. Patienten mit instabiler Behandlungsmotivation, Arbeits- oder Wohnungslose, CMA) aufgrund der Hochschwelligkeit dieses Angebotes nicht gewährleistet sei. Angebote der SBS, wie aufsuchende Arbeit, könnten aufgrund personeller Engpässe nicht bzw. nur sehr eingeschränkt für diese Patientengruppe erfolgen (Berner et al., 2007c), [SBS2; PK2]. Hinzu komme, dass sich die SBS aufgrund der knapper werdenden Zuwendungen durch die Kommunen immer stärker über die DRV finanzierten und sie sich dadurch überwiegend auf die Behandlung abstinenzmotivierter Patienten konzentrieren müssten [DRV; PK2; SBS1; P; SBS2].

Selbsthilfegruppen SHG, die ergänzend zur Behandlung in der SBS – und auch zu weiteren Angeboten – empfohlen werden, werden relativ wenig in Anspruch genommen (z. B. besucht nur noch ca. ein Drittel der Patienten nach einer Entwöhnungsbehandlung eine SHG, Zobel et al., 2004). Für viele Leistungserbringer sei eine konsequente Weiterverfolgung der von ihnen empfohlenen SHG-Inanspruchnahme aus Mangel an Zeit und Erfahrung nicht möglich [A; FA; PT]. Zudem nehme das patientenseitige Interesse eines längerfristigen Engagements ab [SBS1; HA; SBS2].

Gesetzliche Betreuung Eine gesetzliche Betreuung spiele bei primär Alkoholabhängigen eine eher geringe Rolle [P; HA; GBE]. Meist werde sie durch Angehörige oder Kliniken initiiert. Ihre gesetzlichen und gerichtlichen Auflagen seien hoch und teilweise widersprüchlich [GBE; HA]. Einerseits komme eine gesetzliche Betreuung erst zum Tragen, wenn ein ausreichendes Maß an Motivation und Mitwirkung des Patienten gegeben sei, andererseits gölten krankheitseinsichtige und behandlungsmotivierte Patienten als nicht hilfe- bzw. betreuungsbedürftig [GBE]. In vielen Betreuungsfällen sehe der gesetzliche Betreuer dennoch großen Bedarf an kontinuierlicher Motivationsarbeit [GBE]. Die Qualität der gesetzlichen Betreuung weise starke Unterschiede auf, z. B. hinsichtlich des verfügbaren Wissens über die spezifische Erkrankung und über entsprechende Behandlungsangebote [ABE; SBS1; P; GBE].

Ambulante Psychotherapie Eine ambulante Psychotherapie für Alkoholabhängige ohne psychische Komorbidität finde in der Versorgungsrealität selten statt (Martens et al., 2011), [HAS; WIS1; ABE; PT]. Gründe hierfür sind nach Interviewerhebungen z. B. Vorbehalte der Therapeuten gegenüber den Suchtpatienten hinsichtlich deren Motivation oder eine zu geringe suchtspezifische Erfahrung/Ausbildung, zu lange Wartezeiten (etwa 7–9 Monate) oder die von den KK gestellten hohen Bedingungen bezüglich der Abstinenz [PT; PK2; ABE; PK1; HA; HAS; WIS1; WIS2; P].

Weitere mögliche Angebote sind die ambulante Einzelfallhilfe, Wohngruppen, APP und niedrigschwelligere Angebote. Die Einzelfallhilfe werde bedingt durch lange Wartezeiten oder Verzögerungen bei der Antragstellung oft zu spät implementiert [ABE; WIS2]. Wohngruppen für Suchtpatienten sowie niedrigschwellige Angebote (z. B. Tagesbegegnungsstätten) seien in regionaler Hinsicht nicht ausreichend verfügbar [GBE; PIA]. Die APP sei nur für Menschen mit substanzunabhängigen psychischen Erkrankungen konzipiert und zugelassen. Alkoholabhängige Patienten könnten daher in der Regel lediglich im Rahmen einer psychischen Komorbidität (z. B. Depression, Psychose, Schizophrenie) oder aufgrund von Sonderregelungen behandelt werden [APP; PK1].

Lösungsansätze

Literaturmeinungen und interviewte Experten gehen davon aus, dass SBS sowohl nach einer Entzugs- als auch Entwöhnungsbehandlung den ärztlichen Sektor entlasten und CM-Funktionen übernehmen können, wenn eine frühzeitige Kontaktaufnahme durch den Patienten erfolgt (Braig et al., 2008; Steppan et al., 2011), [SBS1; SBS2; PT; FA]. Niedrigschwelligere Kontaktmöglichkeiten wie z. B. E-Mail und ein flexibles Reagieren der SBS auf erste Kontaktversuche durch den Patienten könnten die Zugangshürden reduzieren [SBS1; SBS2].

Die Qualität des Angebotes der gesetzlichen Betreuung kann laut Expertenmeinung durch regelmäßige, interaktive und vernetzungsfördernde Seminare zum Thema »Alkoholabhängigkeit und ihre Behandlungsmöglichkeiten«, z. B. in Kooperation mit dem Sozialpsychiatrischen Dienst (SpDi), der Psychiatrischen Klinik (PK), weiteren örtlichen Trägern und Angehörigen, erhöht werden [GBE]. Für die ambulante Psychotherapie wird vorgeschlagen, für die gleichzeitige Suchtbehandlung (neben der komorbiden Störung) Anreize im Rahmen einer Einführung von Abrechnungsziffern und regelmäßigen Fortbildungen zu schaffen [WIS2].

Wie bei den SBS solle auch die ambulante Einzelfallhilfe mit ihren stabilisierenden Maßnahmen zur Alltagsgestaltung und Abstinenzerhaltung frühzeitig durch den Patienten in Anspruch genommen werden [ABE; P; PK2]. Bei der Einzelfallhilfe sollten Kriseneinsätze in die Finanzkalkulation einbezogen und eine zeitliche Begrenzung der Maßnahme gesetzt werden, um Patienten ab einem bestimmten Zeitpunkt in ihrer Selbsthilfe fördern zu können [ABE; P]. Hinsichtlich einer Behandlung durch die APP seien eine zusätzliche suchtspezifische Qualifikation der Pflegekräfte und eine zuverlässige Finanzierungsgrundlage des Angebots durch die KK wünschenswert [APP; PK1].

Integration in Beschäftigung

Probleme

Die berufliche (Re-)Integration im Rahmen der Entwöhnung erscheine bei bereits bestehender Erwerblosigkeit wenig erfolgreich und schwierig in der Durchführung (Henkel und Grünbeck, 2005; Köhler et al., 2007; Zobel et al., 2004) [GBE; WIS2]. Bei den (Re-) Integrationsangeboten wird bemängelt, dass flexible, längerfristige, kontinuierliche und niedrigschwellige Beschäftigungsmaßnahmen (z. B. Ein-Euro-Jobs oder Tätigkeiten ohne Arbeitsbelastung) fehlen [ABE; GBE; WIS2]. Die Beantragung von Beschäftigungsmaßnahmen bedeute einen hohen administrativen Aufwand und lange Wartezeiten, teilweise seien Jobcenter mit alkoholabhängen Patienten überfordert [ABE; GBE]. Sofern die Patienten noch erwerbstätig sind, stelle sich für viele kleine Unternehmen das Problem, dass sich eine Weiterbeschäftigung wegen entsprechender Einschränkungen aufgrund der Alkoholabhängigkeit nicht rentiere [P; SBS1; APP]. Doch auch größere Betriebe mit integriertem Gesundheitsmanagement seien nicht immer bereit, zugunsten des erkrankten Mitarbeiters zu handeln, oder verstießen gegen die betriebliche Suchtvereinbarung [SBS1; SBS2; P].

Lösungsansätze

Betriebliche Suchtkrankenhelfer bzw. Suchtbeauftragte – v.a. in Großbetrieben – sollten u. a. für eine Einhaltung der internen Suchtvereinbarungen sorgen, Betroffene beraten und mit integrativen Konzepten unterstützen (z. B. Stundenreduktion, Therapie als Auflage) sowie mit der professionellen Suchthilfe, SHG und Gewerkschaften kooperieren [ABE; P; APP; SBS1]. Arbeitgeber sollten an externen Schulungen zum Umgang mit suchtbelasteten Arbeitnehmern teilnehmen oder interne SHG und Schulungen integrieren [SBS2]. Arbeitsagenturen bzw. Jobcenter sollten in Anlehnung an das Konzept des »Supported Employment« flexiblere Beschäftigungsmaßnahmen und Praktika mit ausreichender Einarbeitungszeit gestalten und bewilligen sowie andere beteiligte Akteure, z. B. GBE, mit einbinden [GBE].

Angehörige

Probleme

Alkoholabhängigkeit verursache in den betroffenen Familien gravierende Probleme, von starken seelischen – teilweise auch therapiebedürftigen – Belastungen bis hin zum erhöhten

Suchtrisiko für betroffene Kinder suchterkrankter Eltern (Martens et al., 2011), [ABE; HAS; A; SBS2]. Viele Angehörige suchten aufgrund der eigenen Belastung wie Leidensdruck, Unzufriedenheit oder jahrelange Hilflosigkeit noch vor den Patienten professionelle Hilfe auf [GBE; PT; SBS2; PIA].

Frühzeitiger Einbezug Angehöriger

Der Einbezug der Angehörigen während der Diagnostik und der Behandlung des alkoholabhängigen Patienten ist daher von zentraler Bedeutung. Die Realität zeige allerdings, dass dies kaum bis gar nicht stattfinde [SBS2; A; P; FA; PT]. Eine Ursache sehen interviewte Experten darin, dass es sowohl im ambulanten als auch im stationären Bereich jenseits eines sehr begrenzten Kontingents für Angehörigengespräche innerhalb bestimmter Behandlungsmaßnahmen keine spezifischen Abrechnungsziffern oder generelle Finanzierungsmöglichkeiten für Angehörigenarbeit gibt [A; PK1; WIS1; PT; A]. Weiterhin fehle vielen Leistungserbringern die Zeit, Angehörige einzubeziehen [HA; FA; P]. Auch könne die Schweigepflicht oder das fehlende Einverständnis des Patienten ein Hindernis darstellen [PIA; SBS1; A; WIS2; GBE; PK1; HA]. Darüber hinaus könne der gleichzeitige Einbezug von Patienten und Angehörigen die Arbeitsbeziehung zwischen Leistungserbringer und Patient belasten [ABE; GBE]. Von den Ärzten werde Angehörigenarbeit als schwierig eingeschätzt und Fortbildungsbedarf geäußert (Berner et al., 2006a) [A; HAS].

Die Experten bemängeln, dass einerseits angehörigenspezifische Angebote fehlen [PIA; A; ABE; FA; SBS1] und andererseits auch die Inanspruchnahme, z. B. aufgrund von räumlicher Entfernung und Erreichbarkeit, Stigmatisierung und wegen Wissensmangel, erschwert wird [PK1; ABE; HAS; PIA; GBE; P; SBS1; SBS2; P; GBE].

Lösungsansätze

Einige Interviewte fordern, Angehörige möglichst von Anfang an in die Behandlung einzubeziehen [A; SBS2; WIS2]. Als positive Beispiele werden interne Angehörigengruppen zur Psychoedukation (PEI), gemeinsame Erstellung von Krisenplänen oder Angehörigenarbeit in Form des CRAFT-Modells, die manche Kliniken bereits anbieten, aufgezählt [PIA; PK2]. Für mögliche Verbesserungen im ambulanten Bereich könnte z. B. der Versand von Einladungsschreiben zur Information von angebotenen Angehörigengesprächen oder das Angebot zur Teilnahme an Schulungen und Fachtagungen, bei denen sich Akteure austauschen, sorgen [SBS1; GBE].

Angehörige sollten vermehrt auf entsprechende Angebote hingewiesen werden, z. B. auf Beratungsstellen, eigene Psychotherapieangebote, Angehörigengruppen oder SHG, die gemeinsam mit den Patienten besucht werden könnten [ABE; PT; ABE; HAS; FA]. Gefordert wird auch eine Erweiterung des Angebotsspektrums (z. B. Angebote für Kinder aus suchtbelasteten Familien, Schulungen und Informationsangebote auf Fachtagungen) und eine gezielte Öffentlichkeitsarbeit [A; GBE; SBS2].

Kooperation und Vernetzung

Probleme

Kooperationsdefizite

Defizite seien auch in der sektorenübergreifenden Kooperation und Vernetzung von versorgungsrelevanten Akteuren zu beobachten, so etwa hinsichtlich der Integration von Suchthilfe, Primärversorgung und psychiatrischen Institutionen (Berner et al., 2007b; Hintz und Mann, 2006; Schäfer et al., 2009), [PK1; WIS1; SBS2]. Von Interviewten wird kritisiert, dass die vom Bundesland abhängige finanzielle Ausstattung von Institutionen, die die Kooperation und Vernetzung verschiedener Leistungserbringer zur Aufgabe haben (z. B. Landesstellen für Suchtfragen), zu regional unterschiedlich intensiven Kooperationsstrukturen führen [SBS2; WIS; PK1]. Insgesamt werde eine gute Kooperation und Netzwerkbildung wesentlich durch unterschiedlich beteiligte Kostenträger und die zersplitterte Finanzierungsstruktur des Gesundheitswesens erschwert (v.a. SGB V und VI), [HAS; APP; PK1; PK2; WIS2, SBS1; SBS2].

Kooperationsdefizite zwischen HÄ und weiteren (nicht-)ärztlichen ambulanten Leistungser-bringern entstünden z. B. durch ärztliche Wissensdefizite bezüglich Weiterbehandlungsmög-lichkeiten, Zeitnot oder aus Schweigepflichtgründen (Berner et al., 2007b; Berner et al., 2007c; Braig et al., 2008), [PIA; WIS1; P; HAS; SBS1; HA; PT; ABE]. Im Hinblick auf FÄ seien die benannten Probleme der Kooperation ähnlich gelagert (Berner et al., 2007b), [FA; PK2; PT; SBS1]. In die ambulante Suchthilfe (SBS, Institutsambulanzen) vermittelt nur etwa jeder zehnte niedergelassene Arzt (Steppan et al., 2011). Kooperationen zwischen nichtärztlichen Akteuren (z. B. SBS, ambulante Einzelfallhilfe, GBE, SpDi, andere örtliche Suchthilfeträger) wiesen ebenfalls Defizite auf und seien oft vom Engagement des einzelnen Patienten und einzelnen engagierten Mitarbeitern abhängig [ABE; DRV; GBE].

Interviewte berichten, dass auch zwischen stationären und ambulanten Akteuren Koope-ration nur schwach ausgeprägt ist, meist beschränkt auf postalischen Austausch (z. B. Arzt-briefe, Entlassungsberichte), [PK2; HA; FA; PT]. Entzugskliniken kennten das Angebot der SBS häufig nicht. SBS wiederum klagten über fehlende zeitliche und personelle Ressourcen, um intensiv mit Kliniken zusammenzuarbeiten, z. B. im Rahmen von Informationsbesuchen [SBS1; SBS2; PK2]. In AKH führe die mangelhafte oder fehlende Kooperation mit der Suchthilfe dazu, dass Suchtprobleme bei somatischen Patienten meist nicht adressiert würden [PK2]. Insgesamt führe die mangelnde stationär-ambulante Vernetzung dazu, dass die ambulante Weiterbe-handlung der Patienten unzureichend vorbereitet sei und dass – aufgrund langer Wartezeiten – ein hohes Rückfallrisiko bestehe [HAS; WIS1; ABE].

Lösungsansätze

Um die Kooperation in der Versorgung von alkoholabhängigen Patienten zu verbessern, werden mehr Zeit und Vergütung, die informelle Entwicklung von persönlichen Kontakten und die Initiierung von kontinuierlichen, trägerinternen und lokal-externen Kooperationstreffen bzw. Gremien vorgeschlagen [FA; WIS2; ABE]. Dies betrifft z. B. die Vernetzung zwischen Suchthilfe, Kinder-/Jugendhilfe und Altenhilfe, um für diese speziellen Risiko- bzw. Patien-tengruppen geeignete Angebote zu schaffen (Hoff und Klein, 2010; Martens et al., 2011; Schäfer et al., 2009; Werner, 2011; Zeman, 2009). Innerhalb der Suchthilfe wird zur Ge-währleistung einer Erstversorgung von betroffenen Patienten eine vermehrte Einbindung von Konsiliardiensten mit suchtmedizinischen Experten in Kliniken gewünscht (Diehl et al., 2009), [PK1; SBS1]. Um eine engmaschige Versorgung in Notfällen zu sichern, wird empfohlen, bestehende Netzwerkstrukturen speziell hinsichtlich des Krisenmanagements zu verbessern (Berner et al., 2006a). Eine Vernetzung von SBS, PIA, Kliniken und Eingliederungshilfen solle für eine langfristige, kontinuierliche Nachsorge der Patienten sorgen [PK2]. **Vernetzung der Akteure**

Eine Möglichkeit, Kooperation zwischen verschiedenen Leistungserbringern zu institutio-nalisieren und eine kontinuierliche Versorgung der Patienten auch über Schnittstellen hinweg zu erreichen, sei die Errichtung eines integrierten Versorgungsmodells (Berner et al., 2006a; Hintz und Mann, 2006; Rehm und Greenfield, 2008), [FA; WIS1; WIS2; ABE; GBE; PK1; APP; PK2]. In diesem Zusammenhang verweisen einige Interviewte auf bereits erprobte Modelle vernetzter Versorgung (auch über § 140 SGB V hinaus) wie z. B. das »Konstanzer IV-Modell für schwer Alkoholabhängige« [PK1; WIS1] oder das »Modell der Schwerpunktpraxen Sucht« in Pommern (siehe unter dem Punkt »Versorgung allgemein«).

Hinsichtlich der IV-Modelle sind jedoch aus Sicht einiger Interviewter oft divergierende wirtschafts- und marketingpolitische Interessen der KK und Leistungsanbieter problematisch sowie die durch SGB V und SGB VI bedingte Trennung von Kosten und Zuständigkeiten [WIS2; APP; DRV]. Erschwerend komme hinzu, dass SBS als suchtspezifische Hauptakteure nicht in das SGB V eingebunden seien. Darüber hinaus müsse bei der Umsetzung z. B. auf genügend personelle Ressourcen und Vergütungsmöglichkeiten für spezifische Suchtbehand-lungen sowie darauf geachtet werden, alle potenziell beteiligten Akteure und regional bereits vorhandenen Strukturen einzubeziehen sowie integrierte Behandlungsmöglichkeiten für Sucht und psychische Komorbiditäten zu entwickeln (Berner et al., 2007b; Hintz und Mann, 2006, Hintz und Mann, 2006; Rehm und Greenfield, 2008), [WIS2; SBS; ABE; PK2]. **IV-Modelle**

Spezielle Kooperationen an den Schnittstellen zwischen allen ambulanten Suchthilfeakteu-ren (z. B. SBS) und niedergelassenen HÄ und FÄ sollten strukturell ausgebaut und verbessert werden (Berner et al., 2007c; Braig et al., 2008), [PK2]. Um die Zusammenarbeit und Weitervermittlung zu verbessern, werden z. B. persönliches Kennenlernen, Öffentlichkeitsarbeit in Arztpraxen, kontinuierlicher Austausch von schriftlichen Berichterstattungen und gemeinsame Fallkonferenzen vorgeschlagen (Coder et al., 2007), [SBS1; P; PT; HA; PIA; APP]. An der Schnittstelle zwischen ambulanten und stationären Suchthilfeakteuren könnten sucht- und psychiatrieübergreifende interdisziplinäre Teams eine gute Versorgung fördern (Hintz und Mann, 2006). Zwecks einer besseren ambulant-stationären Kooperation wird Kliniken empfohlen, bedeutende ambulante Akteure wie SBS, SpDi und ambulante sowie gesetzliche Betreuer im Rahmen von Informationsangeboten und Kennenlerngesprächen frühzeitig mit einzubeziehen [SBS1; SBS2; ABE].

4   Module

4.1   Modulstruktur

Der Pfad ist modular aufgebaut. Die Struktur der Module folgt folgendem Muster:

Nr. des Moduls, Name des Moduls (B/E)	
Ziele	Was soll mithilfe des Moduls/der Intervention erreicht werden? (als Ergebnis formuliert, z. B. »Patient liegt ein schriftlicher Behandlungsplan vor.«)
Voraussetzungen	Unter welchen Bedingungen/Voraussetzungen kann bzw. muss das Modul begonnen und/oder beendet werden?
verordnet/überwiesen durch:	Überweisung durch X in Modul Y
Patienteneigenschaften:	Für wen ist das Modul gedacht/geeignet?
Leistungserbringer	Welche Leistungserbringer/Professionen sind beteiligt?
Aufgaben **p-FA:** **HA:**	Wer tut was (inkl. Zeitpunkt bzw. Erledigungsfristen) bis wann? (z. B. »höchstens 6 Wochen nach Erstgespräch«)
Ort	Wo findet die Intervention statt?
Aufwand	Zeit- und Personalaufwand (Wie oft? Wie lange dauert jede Einheit? (z. B. 1x jährlich, jeweils ca. 60 min. o. ä.)
Ergebnisdokumentation	Zu dokumentierende Ergebnisindikatoren, vorliegende Formulare u. ä.
Implementierungshinweise	Welche Implementierungsbarrieren existieren bzw. was könnte die Implementierung erleichtern?
Literatur **Leitlinien:** **weitere Literatur:** **Interviews:**	Hinweise auf die ins Modul eingeflossenen Empfehlungen der LL (z. B. »D 124«), andere Literatur sowie Anmerkungen aus den Experteninterviews und von AG-Teilnehmern.
Anknüpfende Module	Welche Module schließen an?

4.2 Aufnahme (A)

A1

Hausärztliche Diagnostik (B)	
Ziele	• Die Diagnose ist anhand einer alkoholspezifischen Diagnostik gesichert. • Es ist abgeklärt, ob eine weitere fachärztliche Diagnostik erforderlich ist. • Die Notwendigkeit eines ambulanten oder stationären Entzugs ist bestimmt. • Eventuelle somatische Begleiterkrankungen sind festgestellt.
Voraussetzungen	• allgemeiner Verdacht auf Alkoholabhängigkeit
verordnet/überwiesen durch:	• Selbsteinweisung, SBS, Angehörige, betriebliche Suchtkrankenhelfer, sonstige Leistungserbringer
Leistungserbringer	HA, ggf. MFA
Aufgaben	
MFA:	• im Rahmen einer Erstaufnahme und regelhaft im Abstand von 2–5 Jahren (im Zuge der Vorsorge): gezieltes Abfragen von Alkoholproblemen und weiteren substanzbezogenen Störungen

HA/ggf. MFA:	Vorgehen bei Verdacht auf riskanten Alkoholkonsum, Alkoholmissbrauch oder -abhängigkeit:
	
	• Aufklärung über die notwendigen diagnostischen Schritte
	• Screening mit standardisierten Instrumenten (v.a. AUDIT, ▶ Anhang H)
	• ggf. ergänzendes Screening zur Abgrenzung der jeweiligen alkoholbezogenen Störung (z. B. ob Alkoholmissbrauch oder -abhängigkeit vorliegt)
	• körperlich-internistische Befunderhebung (z. B. Atem-/Blutalkohol, Leber- und Gehirnfunktion)
	• Kurzanamnese in Form eines informellen Gesprächs, z. B.:
	  – bisherige alkoholspezifische Behandlungen
	  – Konsum weiterer Substanzen
	  – stoffungebundene Abhängigkeiten (z. B. Medien- und Glücksspielsucht, Essstörungen)
	  – psychische Störungen (z. B. Depression, Angststörungen, PTBS)
	  – kognitive Einschränkungen
	  – Selbst- und Fremdgefährdungsrisiken
	• Assessment zum Teilhabebedarf (z. B. zur Leistungs- und Erwerbsfähigkeit)
	• ggf. Fremdanamnese (bei widersprüchlichen Befunden, Voraussetzung ist rechtliche/ethische Rechtfertigung)
	• abschließende Diagnosestellung anhand ICD-10 und ergänzend ICF 2001
	• Überweisung zum p-FA oder PT bei schwerer Abhängigkeit und/oder Verdacht auf psychische Komorbidität
	• Überweisung zum p-FA oder Neurologen bei kognitiven Defiziten
	
	Vorgehen nach Diagnosestellung:
	
	• motivationale Kurzintervention (I1) zur Motivation zu risikoarmem Konsum und zur Therapie, ggf. Einbezug von Angehörigen (Schweigepflicht beachten) (I10)
	• Verweis auf zusätzliche lokale Angebote wie SBS oder SHG
	• ggf. bei AUDIT > 20 Punkte, dann Überweisung zum ambulanten oder stationären Entzug (I2a, I2b) (falls keine Überweisung zum p-FA)

Hausärztliche Diagnostik (B)	
	Besonderes Vorgehen bei Schwangeren: • ggf. Zusatzscreening zum AUDIT mit T-ACE und TWEAK • Überweisung zur Schwangerenvorsorge oder direkt in Klinik
Ort	HA-Praxis oder aufsuchend
Aufwand	• AUDIT-Screening/QF-Methode (▶ Anhang H) 5 min • internistische Befunderhebung 10–20 min • Kurzanamnese 10–20 min • motivationale Kurzintervention: Aufwand im Rahmen von I1 abgedeckt
Ergebnisdokumentation	• Vorbefunde • AUDIT (oder gekürzte Versionen) und ggf. weitere Screeningbögen • körperliche Befunde • Arztbrief
Implementierungshinweise	• Das Screening mit AUDIT wird in den evidenzgestützten Leitlinien, die die Grundlage des BHP bilden, als potenzielles Diagnostik-Instrument mit guter Sensivität und Spezifität empfohlen. Unter den von der DGPPN festgelegten QI für die Diagnostik bei Alkoholabhängigkeit wird AUDIT auch als Screeningbeispiel vorgeschlagen. • Beim Assessment sollte berücksichtigt werden, dass einige Patienten ihren Alkoholkonsum bagatellisieren. Bei Verdacht sollten zusätzlich zum AUDIT oder anderen standardisierten Screeningbögen die zwei QF-Fragen (▶ Anhang H) gestellt und/oder Laborwerte inkl. Atemalkohol erhoben werden. • Die Gesprächsführung mit Betroffenen sollte vorurteilsfrei sein. Alkoholkonsum sollte als ein Punkt unter mehreren, wie z. B. Kaffeekonsum, Rauchen, Ernährung (»top-down-approach«), abgefragt werden. Grenzwerte riskanten Konsums sollten aufzeigt, Selbsteinschätzung erfragt und Alternativen thematisiert werden. • Für das Management einer Arztpraxis kann die Berücksichtigung von Abhängigkeitserkrankungen bzw. substanzbezogenen Störungen unter Patienten ein wichtiger QI sein. • Der Patient sollte an die regionale SBS verwiesen werden. Daneben ruft die MFA nach einer Woche beim Patienten an, um nachzufragen, ob eine Kontaktanbahnung zur SBS bereits erfolgt ist bzw. um nochmals dazu zu motivieren. • In einem regionalen Versorgungsgebiet sollten HÄ mit suchtmedizinischer Qualifikation und SBS ein Kompetenznetz bilden, um auffällige Patienten angemessen behandeln zu können. • Das Auslegen eines Screening-Fragebogens in der HA-Praxis kann ein niedrigschwelliges Angebot an die Patienten sein, potenziell problematischen Alkoholkonsum mit dem HA zu thematisieren. • Die Alkoholabhängigkeit wird häufig von HÄ unterdiagnostiziert. Eine Zusatzqualifikation in der suchtmedizinischen Grundversorgung der Bundesärztekammer wäre hilfreich. Suchtmedizin sollte auch bereits in der Ausbildung Thema sein.
Literatur	
Leitlinien:	• *NICE 2011:* 5.26.1.3; 5.26.1.4; 5.26.1.17 • *LL AUS:* 3.1, A Ia; 3.5, D IV, 3.6, A I; 3.7, D IV; 3.8, D II; 3.9 A Ia; 3.14, S; 3.15, S; 3.16, S; 3.17, S; 9.18, S; 9.39, S; • *SIGN:* 2.1, D; 2.2, B, C; 2.2.1, GPP; 2.3.2, B/GPP • *AWMF*
weitere Literatur:	(Berner et al., 2004a; Berner et al., 2004b; Diehl und Mann, 2005; Großimlinghaus et al., 2013; Reinert und Allen, 2007)

31

Hausärztliche Diagnostik (B)

Empfehlungen aus den Experteninterviews:	• Auslegung Screening-Fragebogen in der HA-Praxis • geringe Vergütung der MI (AG) • regionales Kompetenznetz HA-SBS (AG)
Anknüpfende Module	A2, A3, A4, I1, I2a/b, I4, I8, I10, ggf. KN2 bis KN4

A2

Fachärztliche Diagnostik (E)

Ziele	• Die Diagnose der Alkoholabhängigkeit und evtl. komorbider psychischer Störungen ist gesichert. • Eine besondere Behandlungs- und Betreuungsbedürftigkeit ist bestimmt. • Ein bedürftiger Patient erhält ggf. eine Betreuung durch APP im Rahmen des § 140 SGB V.
Voraussetzungen	• Patient wird beim p-FA vorstellig: Erst- oder Wiederaufnahme
Patienteneigenschaften:	Mindestens eine der folgenden Eigenschaften: • schwere Abhängigkeit • Verdacht auf eine psychische Komorbidität (z. B. Depression, Angststörung, Psychose oder Persönlichkeitsstörung) • chronisch mehrfache Abhängigkeit
verordnet/überwiesen durch:	HA, SBS, AKH
Leistungserbringer	p-FA, ggf. MFA
Aufgaben	Diagnostik bei Alkoholabhängigkeit:

p-FA/ ggf. MFA:	• Aufklärung über notwendige diagnostische Schritte
	• psychische und somatische Befunderhebung
	• Assessment zum Teilhabebedarf (z. B. zur Leistungs- und Erwerbsfähigkeit, Teilhabebedarf nach SGB IX)
	• alkoholspezifisches Assessment (ggf. fakultativer Einsatz von validierten, spezifischen Fragebögen), z. B.:
	  – Screening zu alkoholbezogenen Störungen (v.a. AUDIT)
	  – zu bisherigen alkoholspezifischen Behandlungen
	  – des Konsums anderer Substanzen (z. B. ASSIST, QF-Methode)
	  – zu stoffungebundenen Abhängigkeiten (z. B. Medien- und Glücksspielsucht, Essstörungen)
	  – der Veränderungsmotivation (z. B. RCQ-G)
	  – der Schwere der Alkoholabhängigkeit (z. B. SESA)
	  – bisheriger Abstinenzphasen, Entzugskomplikationen, Rückfälle
	  – der Selbst- und Fremdgefährdungsrisiken
	• ggf. Fremdanamnese (bei widersprüchlichen Befunden sowie gesetzlicher/ethischer Rechtfertigung)
	• abschließende Diagnosestellung anhand ICD-10 und ergänzend ICF 2001
	
	Bei Verdacht auf eine psychische Komorbidität:
	
	• psychiatrische Anamnese und Diagnostik
	• ggf. Differentialdiagnostik (ggf. entsprechend den LL)
	• Kurzassessment zu kognitiven Einschränkungen (z. B. MMST, Uhrentest)
	• nach mehreren Wochen bis einigen Monaten Abstinenz Re-Assessment (abhängig davon, ob Patient bereits abstinent ist oder nicht)

Fachärztliche Diagnostik (E)	
	Weiteres Vorgehen nach Diagnosestellung: • speziell bei psychischer Komorbidität (I5) • bei starken kognitiven Einschränkungen und peripheren Nervenstörungen (z. B. Polyneuropathie) Überweisung zum Neurologen • motivationale Kurzintervention (I1) zur Motivation zu risikoarmem Konsum und zum Entzug, ggf. Einbezug von Angehörigen (I10) • Überweisung zum stationären Entzug (I2b) und analog hierzu: – Verweis auf zusätzliche lokale Angebote wie SBS oder SHG (I11) • Austausch mit dem überweisenden HA bzgl. Befunde und Festlegung, wer weiter behandelt • ggf. Verordnung einer besonderen Betreuung durch APP im Rahmen des § 140 SGB V
Ort	p-FA-Praxis
Aufwand	• Assessment des Alkoholkonsums 10 min • detailliertes alkoholspezifisches Assessment 20 min • motivationale Kurzintervention: Aufwand im Rahmen von I1 abgedeckt • der Aufwand ist vom Grad der Beeinträchtigung des Patienten abhängig
Ergebnisdokumentation	• ggf. Vorbefunde • Screeningbögen (Alkoholkonsum, psychische Störungen, kognitive Defizite) • Patientenakte mit schriftlicher Dokumentation des alkoholspezifischen und psychiatrischen Assessments • Arztbrief
Implementierungshinweise	• Bei der Erhebung der Schwere der Abhängigkeit und bei der Bestimmung der Behandlungsnotwendigkeit sollten die Kriterien bei Frauen, bei Schwangeren, bei älteren und jüngeren Personen und bei Personen mit bestehender Lebererkrankung angepasst werden. • Beim Einsatz von kognitiven Funktionstests müssen die Ergebnisse vor dem Hintergrund anderer möglicher psychischer Erkrankungen (z. B. Angst, Depression) interpretiert werden. • Bei Krampfanfällen, alkoholischen Epilepsien, Alkoholfolgeerkrankungen und Polyneuropathien ist eine Überweisung zum Neurologen indiziert. • Die Richtlinie in der Behandlung komorbider Patienten sollte sein, erst die Abhängigkeit zu behandeln. Anschließend ist zu klären, ob eine psychische Komorbidität auch dann fortbesteht, wenn keine alkoholbezogene Störung mehr vorliegt.
Literatur	
Leitlinien:	• *NICE 2011*: 5.26; 5.26.1.3; 5.26.1.4; 5.26.1.13 • *LL AUS*: 3.6, A I; 3.10, D IV; 3.11, A I; 3.12, B II; 3.13, S; 3.16, S; 3.17, S; 10.13, D IV; 10.6, A Ib • *AWMF*
weitere Literatur:	(Glöckner-Rist und Rist, 2010; John, Hapke, Rumpf, und Schumann, 2001; Philpot et al., 2003)
Empfehlungen aus den Experteninterviews:	• Indikation neurologischer Behandlung • Indikation für Überweisung an p-FA oder Neurologen
Anknüpfende Module	A3, A4, I1, I2b, I4, I5, I8 bis I10, ggf. KN1 bis KN4

A3

Aufnahme in IV (B)

Ziele	Der Patient ist über die IV aufgeklärt und in diese eingeschrieben.
Voraussetzungen	A1 und/oder A2 ist abgeschlossen
Leistungserbringer	HA, p-FA, ggf. MFA
Aufgaben	
HA/p-FA/ggf. MFA:	Klären der Voraussetzungen für die Teilnahme an der IV: • Diagnose Alkoholabhängigkeit F 10.2 (ICD-10) • Patient gehört Krankenkasse an, mit der der IV-Vertrag abgeschlossen wurde • Patient ist nicht bereits IV-Teilnehmer • weitere Einschlusskriterien entsprechend Vertrag prüfen Einschluss des Patienten in das IV-System: • Aufklären des Patienten über IV • Einholen der Einverständniserklärung (Patient bzw. GBE)
Ort	HA- oder p-FA-Praxis
Aufwand	einmalig ca. 15 min
Ergebnisdokumentation	• Einverständniserklärung • IV-Vertrag
Implementierungshinweise	• Der BHP ist für Patienten mit einer primären Alkoholabhängigkeit vorgesehen. Die Sucht wird jedoch in sehr vielen Fällen von einer psychischen Komorbidität begleitet. Es ist die Entscheidung des behandelnden Arztes, ob er die Alkoholabhängigkeit als Hauptdiagnose vorsieht, welche dann Einschlusskriterium der IV ist. • Falls ein AUDIT-Screening neben der Diagnosestellung durch die ICD-Kriterien vorgenommen wird: Die NICE-Leitlinie (NICE 2011) geht von einer Alkoholabhängigkeit aus, wenn der AUDIT mehr als 20 Punkte ergeben hat.
Literatur	
Leitlinien:	*NICE 2011*
weitere Literatur:	(Gammeter, 2002; Schneider, 2001)
Empfehlungen aus den Experteninterviews:	hoher Anteil komorbider Störungen unter Abhängigen (AG)
Anknüpfende Module	A4

A4

Behandlungsplanung (B)

Ziele	• Der Patient und ggf. die Angehörigen sind über die Erkrankung und Behandlungsoptionen aufgeklärt. • Behandlungsziele und entsprechende Interventionen sowie Strategien zur Rückfallprävention sind identifiziert und festgeschrieben. • Ein gemeinsam mit dem Patienten erstellter schriftlicher Behandlungsplan liegt sowohl dem Patienten als auch dem Leistungserbringer vor.
Voraussetzungen	Vorliegen eines detaillierten Assessments (vgl. A1, A2) für eine strukturierte Behandlungsplanung
Leistungserbringer	HA, p-FA, CM

Behandlungsplanung (B)	
Aufgaben	Vorbereitung:
HA/ p-FA:	• Festlegung des Akteurs, der den Behandlungsplan erstellt und/oder steuert • Aufklärung über die Erkrankung und Behandlungsmöglichkeiten, ggf. gemeinsam mit Angehörigen (innerhalb von 3 Monaten nach Diagnosestellung) • Aushändigung von Patienten- und Angehörigen-informationen
CM:	Erstellung eines individuell zugeschnittenen Behandlungplans: • Festlegung von Behandlungszielen • Auswahl der medizinischen und psychosozialen Interventionen bzw. Module, orientiert am psychischen, somatischen und sozialen Bedarf des Patienten • Berücksichtigung geschlechtsspezifischer Aspekte • ggf. zusätzliche Teilhabeplanung nach den ICF-Kriterien (z. B. durch SBS oder SpDi) • ggf. Einbezug der Angehörigen (I10) • Integration längerfristiger Nachsorgeangebote (I11) • Aushändigung einer Infobroschüre zu lokalen Versorgungsange-boten • ggf. Bestellen einer Koordinationshilfe für Behandlungsplan (z. B. GBE, ABE, CM, APP) Anpassung des Behandlungsplans im Behandlungsverlauf: • Anpassung des Plans nach dem »stepped care approach« und dem Modell der »indikationsgestützten Zuweisung« (siehe Implementierungshinweise) • ggf. spezifische Anpassung bei persistierender psychischer Komorbidität nach mehreren Wochen bis einigen Monaten Abstinenz (abhängig davon, ob Patient bereits abstinent ist oder nicht) • ggf. Abstimmung zwischen Ersteller und Koordinator des Behandlungsplans über Anpassungen im Verlauf
Ort	Arztpraxis, SBS, ggf. Räume der APP
Aufwand	ca. 1–2 h
Ergebnisdokumentation	• ggf. Vorbefunde • schriftlicher Behandlungsplan • ggf. Arztbrief • eigene Dokumentation (z. B. zur Aufklärung, Therapieauswahl)
Implementierungshinweise	• Die umfassende Teilhabe und die Verbesserung der Lebensqualität bilden stets die übergeordneten Behandlungsziele. Abstinenz ist ein entscheidender Parameter zur Erreichung dieser Ziele und daher als entscheidender »Zwischenschritt in der Behandlung« anzustreben. Als untergeordnetes Ziel fällt hierunter ebenso das kontrollierte Trinken für Personen, die Alkohol schädlich konsumieren und für die das Abstinenzziel zunächst eine zu hohe Hürde darstellt. • Falls für den Patienten APP verordnet wird, sollte der Behandlungsplan gemeinsam mit der APP erstellt werden. • Einem »stepped-care-approach« ist ein Interventionsmodell gegenüberzustellen, das der Regel »die richtige Intervention zum richtigen Zeitpunkt« folgt. Dies bedeutet, dass mittels entsprechender Indikationsregelungen der Leistungsträger (KK, DRV) eine Zuweisung zu einem spezifischen Behandlungssetting erfolgt. Entsprechende Indikationen müssen aufgrund der in den letzten Jahren zunehmenden Vielfältigkeit der Behandlungsangebote und individuellen Gegebenheiten der Patienten noch empirisch besser abgesichert werden.

Behandlungsplanung (B)	
Literatur	
Leitlinien:	• *NICE 2011*: 5.11.1.3; 5.26.1.8; 5.26.1.10; 7.17.8.3 • *LL AUS*: 3.18, S; 3.21, D IV; 3.22, A I; 3.23, S; 3.24, S; 3.25 S; 7.1 A Ia; 9.33 D IV; 9.34 D IV; 9.37, D IV; 9.40, D IV • *SIGN*: 5.1.2, D
weitere Literatur:	(Großimlinghaus et al., 2013; Körkel, 2005; Körkel, 2002; Soyka, Bottlender, & Spanagel, 2005; Weissinger & Missel, 2012)
Empfehlungen aus den Experteninterviews:	• begleitetes bzw. kontrolliertes Trinken als ein Zwischenziel für schwer Abhängige • Kanalisierung des Trinkverhaltens • grundsätzliches Abstinenzziel für alle Abhängigen, kontrollierter Konsum als Zwischenschritt (AG)
Anknüpfende Module	I2a/b, I4 bis I12

4.3 Intervention (I)

I1

Motivationale Kurzintervention (B)	
Ziele	• Eine Veränderungsbereitschaft des Patienten ist besprochen. • Die Motivation ist angeregt oder gestärkt und Ambivalenzen sind soweit wie möglich gelöst. • Die Behandlungsplanung (A4) kann begonnen bzw. weitergeführt werden.
Voraussetzungen	• Leistungserbringer mit Fachkunde Sucht oder Weiterbildung in MI
Patienten-eigenschaften:	alle Patienten: • insbesondere direkt nach oder während des Eingangsassessments (A1 bzw. A2) • für Patienten mit leichter Alkoholabhängigkeit als alleinige Intervention denkbar • im Verlauf z. B. bei sinkender bzw. mangelnder (Medikamenten-)Compliance oder wiederholten Rückfällen
Leistungserbringer	HA, SBS, auch FA, CM, PT (mit Fachkunde Sucht oder Weiterbildung MI)
Aufgaben	• Veränderungsbereitschaft des Patienten ausführlich erfragen • Kosten und Nutzen einer Veränderung mit dem Patienten gemeinsam besprechen • ggf. Informationen über Gesundheitsrisiken eines fortgeführten Alkoholkonsums geben • Beratung entsprechend den Prinzipien des MI (► Anhang C) • ggf. Behandlungsplanung (A4) einleiten oder weiterführen
Ort	Praxis, SBS, ggf. aufsuchend
Aufwand	• 1–4 Termine à 15–30 min • auch mehrfach im Verlauf denkbar
Ergebnisdokumenta-tion	I1 durchgeführt?: ja/nein

Motivationale Kurzintervention (B)

Implementierungshin-weise	• Die motivationale Kurzintervention sollte als eigenständige Leistung abrechenbar sein. Die Finanzierung dieser in der Regelversorgung nicht systematisch implementierten Intervention muss geklärt werden. • Voraussetzung zur Abrechnung dieses Moduls ist die Qualifizierung in MI, daher kann MI den IV-Vertragspartnern als Weiterbildung angeboten werden (KQ4). • Mangelnde und schwankende Motivation ist ein Kennzeichen der Erkrankung und gilt als eine der größten Schwierigkeiten im Behandlungsprozess. • Für Patienten mit leichter Alkoholabhängigkeit ist die motivationale Kurzintervention als alleinige Intervention denkbar (▸ auch **Anhang B**). • MI kann als übergeordneter Kommunikationsansatz gesehen werden, dessen Prinzipien fortwährend im Dialog mit dem Patienten zur Anwendung kommen können. Unabhängig davon ist mit dem vorliegenden Modul jedoch eine ausgestanzte Kurzintervention gemeint, die spezifisch auf die Veränderungsbereitschaft zielt (z. B. zur initialen Motivationsförderung).
Literatur	
Leitlinien:	• *NICE 2011*: 6.24.1.1 • *LL AUS*: 3.12, 3.22, 6.2, 9.6 • *SIGN*: 3.4, 5.4.2, 5.7
weitere Literatur:	(Smedslund et al., 2011), (Körkel, 2012)
Empfehlungen aus den Experteninterviews:	• Mangel an Zeit, Vergütung und Ausbildung für Gesprächsinterventionen, speziell auch MI • mangelnde und schwankende Motivation • Qualifizierung in MI • fortgesetzte motivierende Gespräche bei Patienten mit fehlender Abstinenzmotivation oder wiederholten Rückfällen (AG)
Anknüpfende Module	A4, I2a/b

I2a

Ambulanter Entzug (B)

Ziele	• Alkoholkonsum ist abgesetzt und eventuelle Entzugssymptome sind unter Kontrolle. • Die anschließende Nachbehandlung (v.a. Entwöhnung) ist vorbereitet. • Strategien zur Rückfallprophylaxe sind entwickelt und werden umgesetzt. • Der Patient ist in weitere Versorgungsangebote (z. B. SHG, SBS) vermittelt.
Voraussetzungen	• abstinenzfreundliche Umgebung • Vertrauensperson in näherer Umgebung vorhanden (z. B. Angehörige oder Betreuer) • Verfügbarkeit lokaler medizinischer Gesundheitsdienstleistungen oder aufsuchender Behandlungsmöglichkeiten (z. B. APP, Home-Detox-Programme)
Patienten-eigenschaften:	Mindestens eine der folgenden Eigenschaften: • Alkoholkonsum 15-30 Einheiten (1 Einheit = 10 ml bzw. 8 g purer Alkohol) täglich • Motivation und Fähigkeit zur aktiven Mitarbeit

Ambulanter Entzug (B)	
	• keine zu erwartenden Entzugskomplikationen (z. B. Krampfan- fälle, Delir, Halluzinationen) • keine bedeutende somatische oder psychische Komorbidität • kein Konsum weiterer Substanzen (z. B. Medikamente) • persönliche Präferenz
verordnet/überwiesen durch:	HA, p-FA, SBS
Leistungserbringer	HA, p-FA, PIA, med. Suchtambulanz, sonstige Leistungserbringer
Aufgaben	Vorbereitung:

HA/p-FA/Ambulanz:	• Überprüfung der Indikation für ambulanten Entzug: o.g. Voraus- setzungen, Schwere der Abhängigkeit und psychischen/somati- schen Beschwerden (A1, A2), ggf. mit Angehörigen
	 • Aufklärung des Patienten über Ablauf des Entzugs, notwendige Therapieschritte und Nebenwirkungen (z. B. Schlafprobleme, Nervosität)
	 • klare Vereinbarungen mit Patienten treffen (regelmäßige Termine, Vorstellung bei der SBS)
	 • Erarbeitung von Abstinenzerhaltungsstrategien
	 • Ausstellung einer Arbeitsunfähigkeitsbescheinigung
	
	 Behandlung im Rahmen eines qualifizierten Entzugs:
	
	 • Unterbrechung des Alkoholkonsums
	 • orale Thiamin-Prophylaxe (für alle Entzugspatienten)
	 • ggf. Pharmakotherapie (bei Alkoholkonsum ab 10–15 Einheiten/ täglich, bei AES 6-10)
	 • Carbamazepin, Tiaprid (evtl. Kombination)
	 • oder: Benzodiazepine (z. B. Chlordiazepoxid Oxazepam, Loraze- pam): nicht länger als eine Woche, Verschreibung für maximal 2 Tage
	 • fester Medikamentenplan: Standarddosis, dann entsprechend dem Standard über 7–10 Tage reduzieren bis zum Absetzen
	 • einzelfallorientierte psychosoziale und/oder psychotherapeutische Intervention zur Motivations- und Ressourcenförderung (im Rah- men von I1), (ggf. Überweisung an entsprechende Akteure), z. B.:
	   – Informations- und Wissensvermittlung
	   – Entwicklung von Selbstwirksamkeitsstrategien
	   – Erarbeiten von Copingstrategien
	   – Bildung von Strategien zur Rückfallprophylaxe
	 • Vermittlung in SBS (I8) und weitere psychosoziale und/oder psy- chotherapeutische Angebote bzw. Dienste (I11)
	 • Kooperation mit beteiligten Akteuren im Rahmen der Behandlung (z. B. mit SBS, FÄ, PT)
	 • ggf. bereits Zusammenarbeit mit Entwöhnungseinrichtungen und weiteren ambulanten Akteuren (z. B. HA)
	
	 Regelmäßiges Monitoring:
	
	 • nach ca. 6–24 h Schweregrad des Entzugs abschätzen und doku- mentieren (z. B. AES)
	 • körperliche Anzeichen (z. B. Atemalkohol- und Blutdruckmessung, Urinuntersuchung auf Ethylglucuronid)
	 • Medikamenteneinnahme (Gabe ggf. auch durch Angehörige)
	 • Verlauf (z. B. Motivation, Alkohol-/Drogenkonsum)
	 • ggf. psychische Komorbidität
	 • falls Abstinenz abgebrochen: Klärung, ob ein stationärer Entzug erforderlich

Ambulanter Entzug (B)	
	Weiterleitung in stationäre Behandlung bei: • Alkoholrausch in der Schwangerschaft • Notfällen (KN3, KN4) • sonstigem stationären Abklärungs- oder Behandlungsbedarf aufgrund alkoholassoziierter Erkrankungen Nach dem Entzug: • Erstellung eines Abschlussberichts mit Erfolgsindikatoren des Entzugs (z. B. AES 0–2 Punkte, Atemalkoholmessung negativ) • internistische und psychiatrische Nachuntersuchung nach etwa 2 Monaten (A1, A2) • Motivation und Überweisung zur Weiterbehandlung inkl. Rückfallprävention (I4, I5, I3a/b)
Ort	Arztpraxis, klinische Ambulanz
Aufwand	• in den ersten 5–7 Tagen tägliche Vorstellung beim Arzt (ca. 15 min), danach alle 2 Tage oder nach Vereinbarung • Entzug insgesamt 5–7 Tage
Ergebnisdokumentation	• Entzugsskalen (z. B. AES) • ggf. Medikamentenplan • Arztbrief
Implementierungshinweise	• Ein Teil der Patienten benötigt nach dem Entzug keine Rehabilitation, um das Abstinenzziel zu erreichen oder hat von Seiten der DRV versicherungsrechtlich keinen Anspruch darauf. Erfolgt nach dem Entzug keine Rehabilitation, sollte versucht werden, die bisher erreichte Abstinenz mit Weiterbehandlung durch SBS (I.8), niedergelassene Ärzte (I4, I5) und SHG (I11) zu erhalten. • QE ist mit seinen zusätzlichen Motivationsmaßnahmen der klassischen körperlichen Entgiftung vorzuziehen, da dieser eine höhere Erfolgsrate im Hinblick auf Abstinenz, Inanspruchnahme einer Entwöhnungsbehandlung und Mortalitätsrate aufweist. Das gilt auch für ambulanten Entzug. Folgende Maßnahmen können hilfreich bei der Durchführung eines ambulanten Entzugs sein: • aufsuchende Kontakte (z. B. ärztliche Hausbesuche, Hausbesuche durch SBS, spezielle Home-Treatment-Programme) • nachgehende Kontakte (z. B. telefonisch durch Arztpraxis, SBS, SHG) • Aushändigung generell kleinerer Medikamentendosen (ggf. Absprachen mit Apotheken) • Verfügbarkeit eines Atemalkoholtests für Akutsituationen und eines Monitorings in Arztpraxen • falls medikamentös begleitet wird: ausreichende Erfahrung des Leistungserbringers
Literatur	
Leitlinien:	• *NICE 2011*: 5.12.1.14; 5.26.1.4; 5.26.1.16; 5.31.1.2; 5.31.1.5 5.31.1.7; 5.31.1.15; 5.31.1.16, 7.18.4.1 • *LL AUS*: 5.1, B II; 5.2, A Ia; 5.3, D IV; 5.4, A IV; 5.8 S; 5.9, A Ia; 5.12, C III; 5.13, S; 5.14, D III; 5.16, D IV; 5.21, D IV; 5.22, D III; 5.23, A Ia; 5.25, D III; 5.40, C III; 5.44, A I; 6.8, C III; 9.34, D IV; 9.36, D IV • *SIGN*: 4.2 GPP; 4.3.1, GPP; 4.3.2 A; 4.3.4 D; 4.3.5 D 4.3.9, GPP; 4.4.1, GPP; 4.4.3, GPP • *AWMF*

Ambulanter Entzug (B)	
weitere Literatur:	(Bauer und Hasenöhrl, 2000; Hintz, Schmidt, Reuter-Merklein, Nakovics, und Mann, 2005; Horak und Soyka, 2004; Kiefer und Mann, 2007; Scherle, Croissant, Heinz, und Mann, 2003; Soyka, 2004; Soyka, Clausius, Hohendorf, und Horak, 2004)
Empfehlungen aus den Experteninterviews:	• Voraussetzungen bzw. Kontraindikationen des ambulanten (qual.) Entzugs • Home-Treatment • Entzug beim HA: klare Vereinbarungen, kleine Medikamenten-dosen, Sicherheit des HA in Sachen Haftung • Überweisung zur PIA bzw. deren Klientel • nicht immer Rehabilitation nach Entzug
Anknüpfende Module	A4, I3a/b, I4 bis I12, ggf. KN1 bis KN4

I2b

Stationärer Entzug (B)	
Ziele	• Der Alkoholkonsum ist abgesetzt und eventuelle Entzugssympto-me sind unter Kontrolle. • Die anschließende Weiterbehandlung (v.a. Entwöhnung) ist vor-bereitet. • Strategien zur Rückfallprävention sind entwickelt. • Der Patient ist in weitere Versorgungsangebote (z. B. SHG, SBS) vermittelt. • Psychische Krisen und schwere psychische Begleiterkrankungen sind ggf. mitbehandelt.
Voraussetzungen	• Überweisung durch HA, p-FA oder FA der SBS • vorangegangene nicht erfolgreiche Entzüge
Patienten-eigenschaften	Mindestens eine der folgenden Eigenschaften: • Alkoholkonsum über 30 Einheiten (1 Einheit = 10 ml bzw. 8 g purer Alkohol) täglich • zu erwartendes schweres Alkoholentzugssyndrom (z. B. AES > 10) • bedeutsame somatische oder psychische Komorbidität • Suizidalität • Vulnerabilität: z. B. Schwangerschaft, höheres Alter und Obdach-losigkeit • persönliche Präferenz
verordnet/überwiesen durch:	HA, p-FA, SBS
Leistungserbringer	PK, AKH (internistische Abteilung)
Aufgaben	Vorbereitung:
Entzugsklinik:	• Überprüfung der Indikation für ambulanten Entzug: o.g. Voraussetzungen, Schwere der Abhängigkeit und psychischen/somatischen Beschwerden (A1, A2), ggf. mit Angehörigen • Aufklärung des Patienten über Ablauf des Entzugs, notwendige Therapieschritte und Nebenwirkungen (z. B. Schlafprobleme, Nervosität) • Ausstellung einer Arbeitsunfähigkeitsbescheinigung Behandlung im Rahmen eines QE: • orale oder parenterale Thiamin-Prophylaxe

Stationärer Entzug (B)

- ggf. Pharmakotherapie (bei Alkoholkonsum ab 10–15 Einheiten/Tag bei AES 6–10):
  - Benzodiazepine (z. B. Diazepam)
  - alternativ z. B. Clomethiazol
  - bedarfsgesteuerter (vorzugsweise) oder fester Medikamentenplan
- einzelfallorientierte psychosoziale und/oder psychotherapeutische Intervention zur Motivations- und Ressourcenförderung (im Rahmen I1), ggf. gemeinsam mit Angehörigen, z. B.:
  - Informations- und Wissensvermittlung
  - Entwicklung von Selbstwirksamkeitsstrategien
  - Erarbeiten von Copingstrategien
  - Bildung von Strategien zur Rückfallprophylaxe
- ggf. ergänzende ergo- und bewegungstherapeutische Maßnahmen und Entspannungsverfahren
- ggf. Mitbehandlung der psychischen Komorbidität (ggf. in Zusammenarbeit mit psychiatrischen Abteilungen oder p-FA)
- ggf. Mitbehandlung somatischer Beschwerden (ggf. in Zusammenarbeit mit somatischen Abteilungen)
- Einbindung von bzw. Vernetzung mit ambulanten Akteuren wie SBS, HÄ oder SHG
- ggf. Zusammenarbeit mit Entwöhnungseinrichtung

Regelmäßiges Monitoring:

- Schweregrad des Entzugs abschätzen und dokumentieren (z. B. AES)
- alkoholspezifische Interventionen und Symptome
- ggf. komorbide Symptomatik
- Medikamenteneinnahme

Notfallbehandlung notwendig bei (KN4):

- akutem schweren Entzugssyndrom
- Dehydratation oder anderen Nahrungsmängeln
- Delirien

Besonderes Vorgehen bei Schwangeren:

- Entzug mit Diazepam möglich
- Behandlung idealerweise in Abteilungen für Risikoschwangerschaften

Nach dem Entzug:

- Erstellung eines Entlassungsberichts mit Erfolgsindikatoren des Entzugs (z. B. AES 0–2 Punkte, Atemalkoholmessung negativ)
- Nachstationäre Behandlung
  - Überweisung zur ärztlichen Weiterbehandlung (I4, I5)
  - ggf. Vermittlung ins CM (I6)
  - Einleitung und Organisation weiterführender suchtspezifischer Hilfen (z. B. Überleitungsmanagement in Entwöhnung)

Ort	stationäre Einrichtung
Aufwand	• Aufnahmegespräch ca. 45 min • QE insgesamt 21 Tage
Ergebnisdokumentation	• Entzugsskalen (z. B. AES) • ggf. Medikamentenplan • Entlassungsbericht (mit psychopathologischem Befund und Empfehlungen)

Stationärer Entzug (B)

Implementierungshinweise	• Flexible Dosierungsschemata unter Nutzung von Entzugsskalen (z. B. AES) setzen eine spezielle Qualifikation und Erfahrung voraus. Alternativ fixes Dosierungsschema verwenden. • QE ist mit seinen zusätzlichen Motivationsmaßnahmen der klassischen körperlichen Entgiftung vorzuziehen, da dieser eine höhere Erfolgsrate im Hinblick auf Abstinenz, Inanspruchnahme einer Entwöhnungsbehandlung und Mortalitätsrate aufweist. • Aufgrund des gehäuften Auftretens von Suchterkrankungen im AKH sollte ein stationärer Entzug auch im AKH möglich sein, vorausgesetzt es liegt keine psychische Komorbidität vor. Eine Behandlung im AKH ist für viele Patienten eher annehmbar als in einer psychiatrischen Klinik. Dennoch ist ein QE einer Behandlung im AKH vorzuziehen. • Ist kein Platz für einen stationären Entzug verfügbar oder der Patient verweigert einen stationären Entzug, sollten entsprechende Experten aufgesucht werden, die bei der Entscheidung über das weitere Vorgehen unterstützen.
Literatur	
Leitlinien:	• *NICE 2011*: 5.26.1.4; 5.26.1.16; 5.31.1.1/5; 5.31.1.6; 5.31.1.7; 5.31.1.8; 8.3.1.4 • *LL AUS*: 5.1, B II; 5.2 A Ia; 5.3 D IV; 5.6, S; 5.7, S; 5.8, S; 5.12 C III; 5.14, D III; 5.16, D IV; 5.21, D IV; 5.22, D III; 9.14, S; 9.34, D IV; 9.35, S; 10.16, D IV; 10.17, D IV • *SIGN*: 4.2.1, GPP; 4.3.1 • *AWMF*
weitere Literatur:	(Bauer und Hasenöhrl, 2000; Fleischmann, 2002; Großimlinghaus et al., 2013; Hintz et al., 2005; Kiefer und Mann, 2007; Kuhlmann, Summa-Lehmann, Reymann, und Marcea, 2001; Reymann und Preising, 2003; Soyka et al., 2004)
Empfehlungen aus den Experteninterviews:	• AKH: Jedes 4. oder 5. Krankenbett ein »Suchtbett« -> stärkere Berücksichtigung psychischer Probleme • falls Erfahrung bei Entzugsskalen fehlt, fixe Dosis (AG)
Anknüpfende Module	A4, I3a/b, I4 bis I12, ggf. KN3 bis KN4

I3a

Ambulante Entwöhnung (E)

Ziele	• Der Patient lebt abstinent und hat Änderungen seines Lebensstils vorgenommen, sodass die Voraussetzung für dauerhafte Abstinenz im Alltag geschaffen ist. • Die soziale und berufliche Teilhabe ist gefördert und er ist in alltagsstabilisierende Angebote integriert. • Der Patient ist selbstständig im Umgang mit seiner Erkrankung und hat Bewältigungsfähigkeiten (z. B. im Umgang mit Craving) entwickelt.
Voraussetzungen	• Durchführung einer Motivationsphase durch SBS • das soziale Umfeld des Patienten ist intakt und wirkt unterstützend • Zusage des Leistungsträgers liegt vor (entsprechend Voraussetzungen § 10 SGB VI) • Mobilität (Erreichbarkeit des Behandlungsortes) ist gesichert
Patienten-eigenschaften:	Mindestens eine der folgenden Eigenschaften: • Patient ist psychisch und physisch belastbar • Fähigkeit zur Mitwirkung, regelmäßigen Teilnahme und Einhaltung des Therapieplans bzw. Abstinenz ist gegeben

Ambulante Entwöhnung (E)	
verordnet/überwiesen durch:	SBS, HA, p-FA
Leistungserbringer	SBS, ggf. Fachambulanzen (z. B. in PK)
Aufgaben	Motivationsphase und Vorbereitung:

SBS:

Motivationsphase und Vorbereitung:

- Überprüfung der Einschlusskriterien im Rahmen eines Aufnahmegesprächs, ggf. unter Einbezug von Bezugspersonen bzw. Angehörigen
- Behandlungsplanung (A4)
- Assessment (A1, A2)
- Vereinbarungen, unter welchen Voraussetzungen eine stationäre Aufnahme erforderlich wird

Behandlung:

- Intervention je nach patientenspezifischer Behandlungsplanung und -intensität:
    - Förderung der psychosozialen Kompetenz und der sozialen Integration
    - therapeutische Einzel-, Gruppen- und Bezugspersonengespräche
    - psychotherapeutische Interventionen (z. B. kognitiv behaviorale Psychotherapie)
    - Maßnahmen zur sozialen/beruflichen (Re-)Integration (I9, I11)
    - Erarbeitung von Rückfallpräventionsstrategien
    - Krisenintervention
- bei Bedarf Pharmakotherapie (nach Abklärung psychischer Komorbidität):
    - ggf. stimmungsstabilisierende Medikamente (z. B. Antidepressiva)
    - Einsatz von Anti-Craving-Substanzen (z. B. Naltrexon oder Acamprosat) entsprechend der für 2014 geplanten S-3 LL »Screening, Diagnostik und Behandlung alkoholbezogener Störungen« (AWMF)
    - Verabreichung in niedrigerer Dosis innerhalb einer integrierten biopsychosozialen Behandlung
- Angehörigenarbeit (I10)
- Förderung der Teilnahme an einer SHG

Regelmäßiges Monitoring des Behandlungsverlaufs:

- alkoholspezifische Interventionen, Symptome und Rückfälle
- ggf. komorbide Symptomatik
- Medikamenteneinnahme

Weiterleitung in stationäre Behandlung bei:

- Alkoholrausch in der Schwangerschaft
- Notfällen (KN3, KN4)
- sonstigem stationären Abklärungs- oder Behandlungsbedarf aufgrund alkoholassoziierter Erkrankungen

Nach der Entwöhnung:

- Erstellung eines Abschlussberichts mit Erfolgsindikatoren der Entwöhnung (z. B. Motivation zur Abstinenz)
- Koordinations- und Organisationsaufgaben (ggf. Vermittlung in Psychotherapie bzw. psychosoziale Angebote, Kontakt- und Informationsgespräche mit Nachbehandlern (I9, I11)
- ggf. Vermittlung in ärztliche und psychotherapeutische Weiterbehandlung (I4, I5, I11)

Ambulante Entwöhnung (E)	
Ort	SBS
Aufwand	Rehabilitationsdauer ca. 6–18 Monate bei einer Therapiefrequenz von 1–2 Terminen wöchentlich
Ergebnisdokumentation	• Gesamtbehandlungsplan (ggf. inkl. Medikamentenplan) • Entlassungsbericht
Implementierungshinweise	• Auch im Rahmen eines regionalen IV-Vertrags sollte die Entscheidung über die Bewilligung einer Rehabilitation durch die Rentenversicherung stattfinden. • Rehabilitationsträgern wird empfohlen, das von der DRV und GKV gemeinsam entwickelte Rahmenkonzept zur ambulanten Rehabilitation Abhängigkeitskranker (von 2008) zur Entscheidung einer Maßnahme heranzuziehen. • Nicht jede SBS ist befugt, eine ambulante Entwöhnung durchzuführen. Dies erfordert die Erfüllung entsprechender Strukturanforderungen. Daher können auch andere ambulante Behandlungsstellen, wie z. B. Fachambulanzen der PK, für eine ambulante Entwöhnung infrage kommen. • Es gibt verschiedene Kombinationsbehandlungen, welche ambulante, teilstationäre bzw. stationäre Elemente miteinander kombinieren (z. B. »Kombi-Nord«). • In der ambulanten Behandlung sind die Kontrollmöglichkeiten eingeschränkt. Maßnahmen zum Selbstmanagement (z. B. Tagebuchführung) sind daher von großer Bedeutung. • Das in internationalen LL empfohlene Disulfiram (Entwöhnungsmedikament) hat in Deutschland seit April 2011 keine Zulassung mehr (off-label). Weitere Ausführungen zur Pharmakotherapie siehe Implementierungshinweise im Modul »Stationäre Entwöhnung« (I3b).

Literatur

Leitlinien:
- *NICE 2011*: 5.12.1.14; 5.31.1.4
- *LL AUS*: 6.7, A Ib
- *SIGN*: 5.5, B/GPP

weitere Literatur:
(Deutsche Rentenversicherung Bund, 2011; Großimlinghaus et al., 2013; Spitzenverbände der Krankenkassen und Rentenversicherungsträger, 2001, Spitzenverbände der Krankenkassen und Rentenversicherungsträger, 2008; Steppan et al., 2011)

Empfehlungen aus den Experteninterviews:
- Tagebuchführung als Kontrollmöglichkeit
- DIPS als Breitspektrumscreening
- Rehabilitationsbewilligung durch DRV
- Indikationen ambulanter Rehabilitation
- Zunahme ambulanter Rehabilitationsmaßnahmen

Anknüpfende Module	A4, I1, I4 bis I12, ggf. KN1 bis KN4

I3b

Stationäre Entwöhnung (E)	
Ziele	• Die soziale und berufliche Integration ist gefördert. • Der Patient hat Änderungen seines Lebensstils vorgenommen, sodass die Voraussetzungen für eine stabile, gegenwärtige Abstinenz im Alltag geschaffen sind. • Der Patient ist selbstständig im Umgang mit seiner Erkrankung und hat Bewältigungsstrategien (z. B. im Umgang mit Craving) entwickelt. • Der Patient ist in alltagsstabilisierende Angebote integriert. • Ggf. sind begleitende somatische und psychische Erkrankungen mitbehandelt.

Stationäre Entwöhnung (E)	
Voraussetzungen	• Durchführung einer Motivationsphase durch SBS • Zusage des Leistungsträgers liegt vor (entsprechend Voraussetzungen § 10 SGB VI) • erfolgreicher Abschluss eines Entzugs
Patienten- eigenschaften:	Mindestens eine der folgenden Eigenschaften: • schwere seelische, körperliche oder soziale Beeinträchtigungen, die eine erfolgreiche ambulante Entwöhnung infrage stellen • weitere, substanz(un-)gebundene Abhängigkeiten • problematisches soziales Umfeld (z. B. familiäre Konflikte, destruktive Partnerbeziehungen, Probleme am Arbeitsplatz, fehlende Unterstützungsmöglichkeiten, Wohnungslosigkeit)
verordnet/überwiesen durch:	SBS, HA, p-FA
Leistungserbringer	Suchtfachklinik, Rehabilitationsklinik
Aufgaben	

Entwöhnungsklinik:	Vorbereitung:
	
	• Überprüfung der Einschlusskriterien im Rahmen eines Aufnahmegesprächs, ggf. mit Angehörigen
	• Behandlungsplanung (A4)
	• Assessment (A1, A2)
	
	Behandlung:
	
	• Intervention je nach patientenspezifischer Behandlungsplanung und -intensität:
	  – Förderung der psychosozialen Kompetenz und der sozialen Integration
	  – psychotherapeutische Intervention (z. B. kognitiv-behaviorale Psychotherapie)
	  – berufsfördernde Maßnahmen im Rahmen der medizinischen Rehabilitation (I9)
	  – Leistungen der sozialen Arbeit
	  – bewegungs- und ergotherapeutische Maßnahmen
	  – Gesundheits- und Ernährungsschulung
	  – Erarbeitung von Rückfallpräventionsstrategien
	• bei Bedarf Pharmakotherapie (nach Abklärung psychischer Komorbidität):
	  – ggf. stimmungsstabilisierende Medikamente (z. B. Antidepressiva)
	  – Einsatz von Anti-Craving-Substanzen (z. B. Naltrexon oder Acamprosat) entsprechend der für 2014 geplanten S-3 LL »Screening, Diagnostik und Behandlung alkoholbezogener Störungen« (AWMF)
	  – Verabreichung in niedrigerer Dosis innerhalb einer integrierten biopsychosozialen Behandlung
	• ggf. Mitbehandlung psychischer und somatischer Komorbidität
	• ggf. systematische Arbeit mit Angehörigen (I10)
	• Förderung der Teilnahme an einer SHG
	
	Regelmäßiges Monitoring des Behandlungsverlaufs:
	
	• alkoholspezifische Interventionen, Symptome, Rückfälle
	• ggf. komorbide Symptomatik
	• Medikamenteneinnahme

Stationäre Entwöhnung (E)

	Nach der Entwöhnung:
	• Nachsorgeangebote, poststationäre ambulante Rehabilitation, psychotherapeutische Angebote können ebenso erforderlich sein wie die Unterstützung zur beruflichen Re-Integration und Förderung der Teilhabe am Arbeitsleben • Erstellung eines Entlassungsberichts mit Erfolgsindikatoren der Entwöhnung (z. B. Motivation zur Abstinenz) • Vermittlung in SBS zu poststationärer ambulanter Rehabilitation/ Weiterbehandlung und psychosozialen Angeboten (z. B. SHG) • Vermittlung in Angebote der beruflichen Rehabilitation und Teilhabe (I9) • ggf. Überweisung in ärztliche Weiterbehandlung (I4, I5) • ggf. Vermittlung ins CM (I6) oder in die Adaptionsbehandlung (I3c)
Ort	stationäre Einrichtung
Aufwand	Rehabilitationsdauer 6–16 Wochen (Kurzzeit-, Langzeit- und Kombinationsbehandlungen)
Ergebnisdokumentation	• Gesamtbehandlungsplan (ggf. inkl. Medikamentenplan) • Entlassungsbericht
Implementierungshinweise	• Es sollte eine stärkere Vernetzung der Entwöhnungskliniken mit ambulanten Behandlungsstellen stattfinden. • Konkrete Maßnahmen zur Förderung der Erwerbstätigkeit und zur individuellen Alltagsvorbereitung sind unbedingt durchzuführen. Ebenso ist die Entlassungsvorbereitung ein wichtiger Bestandteil (Planung der ambulanten Weiterbehandlung, Terminvereinbarung, in Kooperation mit CM falls vorhanden). • Alte Metaanalysen ergaben eine Wirksamkeit bei Acamprosat und Naltrexon. Dagegen bestätigen neuere, von Studiendesign und Fallzahlen ausgehend sehr hochwertige Studien keine Überlegenheit von Acamprosat und Naltrexon gegenüber Placebo. Ausführungen zu Disulfiram siehe Modul »Ambulante Entwöhnung« (I3a).
Literatur	
Leitlinien:	• *NICE 2011*: 5.31.1.4; 5.32.11.2; 8.3.1.4 • *LL AUS*: 6.7, A Ib
weitere Literatur:	(Deutsche Rentenversicherung Bund, 2011; Großimlinghaus et al., 2013; Krampe und Ehrenreich, 2010; Mann et al., 2012; Spitzenverbände der Krankenkassen und Rentenversicherungsträger, 2001)
Empfehlungen aus den Experteninterviews:	• Indikationen stationärer Rehabilitation • Vernetzung Entwöhnungsklinik – ambulante Behandlungsstelle (AG) • alltagstaugliches psychosoziales Pflichtmodul (AG)
Anknüpfende Module	A4, I1, I3c, I4 bis I12, ggf. KN3 bis KN4

I3c

Adaptionsbehandlung (E)

| **Ziele** | • Eine weitere Festigung der Abstinenz ist gewährleistet. Der Patient hat Anregungen zur Strukturierung seines Tagesablaufs erhalten.
• Der Patient konnte Probleme im sozialen Umfeld (Wohnsituation) und realistische Zukunftsperspektiven erarbeiten. Seine sozialen Kontakte und die Wohnsituation sind stabil.
• Der Patient konnte arbeitsplatzbezogene Probleme aufarbeiten und ist in berufliche Maßnahmen integriert bzw. hat ein festes Arbeitsverhältnis. |

Adaptionsbehandlung (E)

	• Der Patient hat Strategien für eine selbstständige und abstinente Lebensführung erlernt und ist in entsprechende (wohnortnahe) Angebote integriert.
Voraussetzungen	• Indikation liegt nach Abschluss einer fachklinischen Entwöhnungsbehandlung vor (liegt nicht länger als 6 Monate zurück) • Informationsgespräch in Adaptionseinrichtung fand statt • Abstinenzfähigkeit
Patienten-eigenschaften:	• mit erhöhter Rückfallgefahr • mit gesundheitlichen und sozialen Problemen und entsprechendem Behandlungsbedarf • mit hohem Bedarf an Wiederherstellung bzw. Absicherung der Erwerbsfähigkeit
verordnet/überwiesen durch:	• p-FA bzw. Sozialdienst der fachklinischen Entwöhnungseinrichtung (I.3b)
Leistungserbringer	Medizinisches, psychotherapeutisches und psychosoziales Fachpersonal der Adaptionseinrichtung
Aufgaben	
Adaptions-einrichtung:	• Erstgespräch (Anamnese) und Entwicklung von Therapiezielen • ggf. Einsatz testdiagnostischer Verfahren zur Erstellung eines Berufsprofils (I9) • Einleitung von Maßnahmen zur Stabilisierung der Wohnsituation • Training sozialer und kommunikativer Fähigkeiten • Training lebenspraktischer Fähigkeiten unter Alltagsbedingungen • Erlernen von Strategien für den Umgang mit Krisensituationen • Erlernen von Strategien zur Stressbewältigung, z. B. Stress-Impfungs-Training • Trainings zur Förderung der Selbstwirksamkeit und Ressourcenarbeit • Einzel- und Gruppengespräche • Einleitung von Maßnahmen zur beruflichen (Re-)Integration (I9) • Einschätzung der Arbeitsmarktchancen, Erstellung eines Fähigkeitsprofils, Durchführung von Arbeitsbelastungserprobung, Praktika; Zusammenarbeit mit örtlichen Behörden und Diensten • Angehörigengespräche (I10) • Begleitung des sozialen (Re-)Integrationsprozesses und Entlassungsmanagements, ggf. in Absprache mit CM (I6) • Sicherstellung einer nahtlosen Weiterbehandlung, wie z. B. Betreutes Wohnen (I11), für Patienten mit weiterem Unterstützungsbedarf
Ort	Räume der Adaptionseinrichtung
Aufwand	Innerhalb der Behandlungszeit, die sich an der medizinischen Notwendigkeit des Einzelfalls und den einrichtungsbezogenen Spezifika orientiert
Ergebnisdokumenta-tion	• ggf. Testergebnisse • Dokumentation (Anamnese- und Betreuungsbogen) • Entlassungsbericht
Implementierungshin-weise	• Eine Adaptionsbehandlung in Wohnortnähe des Patienten, wo die berufliche und soziale Integration der häufig desintegrierten Patienten erfolgen sollte, ist vorzugsweise anzustreben, kann jedoch aufgrund der regionalen Begrenztheit dieses Angebots nicht immer gewährleistet werden. Auch kann für einige Patienten ein Umgebungswechsel profitabel sein, sodass individuell und einzelfallbezogen beraten bzw. entschieden werden sollte.

Adaptionsbehandlung (E)

- Dementsprechend ist eine Kontaktaufnahme zu überörtlichen Trägern bzw. Diensten anzustreben, um das Ziel der sozialen und beruflichen (Re-)Integration sowie eine Stabilisierung des Patienten nach Entlassung sicherzustellen. Bei der Auswahl geeigneter Angebote können Informationsbroschüren (über-)regionaler Leistungsanbieter hilfreich sein.
- Eine nahtlose Verlegung aus der fachklinischen Entwöhnungsklinik in die Adaptionseinrichtung ist anzustreben. Um dies zu gewährleisten, soll die Adaption rechtzeitig beim zuständigen Kostenträger beantragt werden.
- Die Behandlungsdauer sollte sich an der medizinischen Notwendigkeit des Einzelfalls und den einrichtungsbezogenen Spezifikas orientieren und kann dementsprechend variieren.

Literatur **weitere Literatur:**	(Weissinger und Missel, 2006); (Weissinger und Missel, 2012) http://www.lwl.org/527-download/pdf/adaptionskonzept_09_07.pdf
Empfehlungen aus den Experteninterviews:	Initiierung Adaption
Anknüpfende Module	A1, A2, I7 bis I11

I4

Hausärztliche Behandlung (B)

Ziele	• Der körperliche und psychische Zustand des Patienten bessert sich. Folgeschäden werden verhindert oder eingegrenzt. Abstinentes Verhalten wird langfristig stabilisiert. • Die Motivation und Beteiligung des Patienten bleibt stabil. • Die aktuellen Behandlungsschritte passen zum individuellen Genesungsprozess des Patienten.
Voraussetzungen	alle Patienten
Leistungserbringer	HA, ggf. MFA
Aufgaben	• ggf. Durchführung des ambulanten Entzugs (I2a)

HA:	• ambulante Behandlung, in Intensität abgestimmt auf den aktuellen Bedarf, mit folgenden Elementen:
	• nach erfolgreichem Entzug: ggf. medikamentöse Rückfallprävention (nur begleitende psychosoziale Interventionen), vorab Klärung der Indikation, umfassende Untersuchung inkl. notwendiger Laborwerte, Besprechen von Nutzen und Risiken mit Patienten, Beobachtung von ggf. möglicher Suchtverlagerung
	• ggf. motivierende Kurzinterventionen (I1)
	• Weiterleitung bzw. Überweisung in weitere Behandlungsmodule bei entsprechender Indikation
	• Kooperation bzgl. und Informationsaustausch (ggf. telefonisch oder schriftlich) über Patient mit anderen Leistungserbringern und Diensten gemäß Patientenwunsch und Datenschutzvorgaben
	• ggf. (im Einzelfall) Übernahme der CM-Funktion (I6) durch HA selbst
	• Einbezug der Angehörigen, wenn sinnvoll (Voraussetzung ist Einverständnis des Patienten) (I10)
	• Monitoring des psychischen und physischen Gesundheitszustandes und des Alkoholkonsums bzw. der Abstinenz:
	  – AUDIT bzw. AUDIT-C, schriftl. oder im Gespräch; in den ersten 6 Monaten alle 14 Tage, allmählich sinkend auf 8-mal/Jahr
	  – Besprechen der Ergebnisse mit Patienten

Hausärztliche Behandlung (B)

	– ggf. Überprüfung und Änderung des Behandlungsplans (A4) – ggf. Durchführung von Alkohol-Abstinenznachweisen (Voraussetzung ist Einverständnis des Patienten) • Verweis auf SHG und SBS, Motivierung, Inanspruchnahme im Verlauf erfragen (Follow-up) • Wiederholung des Eingangsassessments zu psychischer Komorbidität nach Erlangen von Abstinenz (3–6 Wochen Dauer), bei persistierenden Beschwerden je nach Indikation Einleitung einer Behandlung oder Überweisung zum FA (I5) • Prävention bzw. leitlinienorientierte Behandlung somatischer Komorbiditäten, einschließlich alkoholbedingter Begleiterkrankungen und Folgeschäden. Insbesondere Prävention des WKS durch Thiamin-Prophylaxe. • bei erfolgreicher Behandlung: langfristige Nachsorge über 1–3 Jahre, extensiv (d. h. telefonisch oder im Rahmen von Kurzkontakten) • bei vorläufig persistierendem Trinken: Behandlung orientiert am »Harm-Reduction«-Prinzip: – Thiamin-Prophylaxe – fortgesetzte Motivierung – medizinische und psychiatrische Behandlung nach Bedarf (I5) – Vermittlung psychosozialer Hilfen (z. B. im Bereich Wohnen, Essen, Finanzen) durch ABE bzw. GBE (subsidiär zu APP o. Ä.) – ggf. Aufklärung des Patienten über Entbindung von der Schweigepflicht, wenn eine Meldung an das Jugendamt aufgrund vermuteter Kindeswohlgefährdung unumgänglich erscheint
Ort	HA-Praxis
Aufwand	Gesprächsdauer: ca. 15 min bei bedarfsabhängiger Frequenz, siehe auch »Monitoring« unter Aufgaben
Ergebnisdokumentation	• Medikamentenplan (auch in Kopie für Patienten) • AUDIT (Verlaufsdokumentation) • ggf. Laborwerte • Behandlungsplan: getroffene Maßnahmen, ggf. Änderungen in Absprache mit CM (A4) • ggf. Follow-up-Maßnahmen (Telefonkontakte, Briefe) • als QI ggf. Anteil der Patienten mit regelmäßig erfolgten Arztterminen, mit gelungener Überleitung in SHG, in Psychotherapie, in Kombinationsbehandlung aus Psychotherapie und medikamentöser Rückfallprophylaxe usw.
Implementierungshinweise	Monitoring: AUDIT routinemäßig nach 6 und 12 Monaten Behandlung durchführen, zwischendurch den AUDIT-C (kritische Werte: 4 Punkte bei Frauen, 5 Punkte bei Männern). Zeitlichen Bezugsrahmen des AUDIT anpassen, z. B. Trinkverhalten »in den letzten 4 Wochen« anstatt »im letzten Jahr« erfragen. Bei Zweifeln an der Glaubwürdigkeit der Patientenangaben zum Alkoholkonsum Laborwerte inkl. Atemalkohol erheben. Laborwerte können in Einzelfällen auch dazu dienen, die Motivation des Patienten zu erhalten bzw. zu steigern. Zum routinemäßigen Monitoring werden Laborwerte und Atemalkohol nicht empfohlen. Bei Behandlungserfolg (Abstinenz) greift abgestufte Intensität in der Nachsorge, d. h. sinkende Frequenz des Monitorings (nach 3 Monaten, 6 Monaten, 1 Jahr), z. B. beginnend mit 14-tägigen Terminen, später ca. alle 6 Wochen. Dauer insgesamt: 1–3 Jahre.

Hausärztliche Behandlung (B)

- Monitoring kann teilweise durch entsprechend geschulte MFA übernommen werden (z. B. Telefon, Durchführung des AUDIT, Follow-up zu Inanspruchnahme anderer Behandlungen und Dienste, Terminvereinbarungen mit HA-Praxis). Vorschläge hierzu z. B. unter http://www.alkohol-leitlinie.de/?fldr=experten& menu=2-0.
- Aktiv nachgehende Nachsorge (z. B. Telefonanrufe oder Hausbesuche bei verpasstem HA-Termin) kann evtl. Bestandteil der Behandlung sein und ist entsprechend zu vergüten.
- Falls parallel Behandlung in der SBS erfolgt oder CM oder APP vorhanden sind, können diese in Kooperation mit dem HA aktiv nachgehende Nachsorge und Monitoring übernehmen. Ansonsten Monitoring wie in »Aufgaben« beschrieben durchführen.
- WKS: Hochrisikopatienten sind Patienten mit alkoholbedingter Lebererkrankung während aktuellem oder vor geplantem Entzug oder mit Mangelernährung. Thiamin-Prophylaxe parenteral bei Mangelernährung/Malabsorption (300 mg/d für 3–5 Tage, dann 300mg oral/d für mehrere Wochen). Bei gesunden Patienten ohne Malabsorption 300 mg/d oral für 3–5 Tage, dann 100 mg/d oral für weitere 4–9 Tage, bei persistierendem Trinken unbefristete Gabe. Achtung: besondere Aufmerksamkeit für Anzeichen einer Wernicke-Enzephalopathie erforderlich, da häufig keine typische Symptomatik, Komorbiditäten können Symptome maskieren. Bei Verdacht: parenterale Gabe von Thiamin und sofortige Klinikeinweisung (N3).
- Achtung: Vitaminmangelprophylaxe ist derzeit keine GKV-Leistung. Kostenübernahme kann im Rahmen der IV verhandelt werden.
- Schriftliches Begleitmaterial kann in Gesprächen eingesetzt werden, insbes. bei kognitiven Beeinträchtigungen.
- Zu QI siehe: (Großimlinghaus et al., 2013)
- Bei Überweisung bzw. Weitervermittlung an FA oder Suchthilfe Wünsche des Patienten mitberücksichtigen und Wartezeiten kurz halten.
- weitere Prinzipien der Schadensbegrenzung bei persistierendem Trinken:
  - Feedback zu Wirkungen des Alkoholkonsums auf psychische und physische Funktionen geben (z. B. Blutwerte, MMSE)
  - bei eingenommenen Medikamenten auf unerwünschte Wechselwirkungen mit Alkohol achten (z. B. Paracetamol)
  - Behandlung spezifischer Komplikationen: Thiamin-Gabe, Ernährung (z. B. bei Leberschäden), Bluthochdruckmanagement, Sturzprävention
  - mögliche Hilfen: u. a. Essen auf Rädern, Nachbarschaftshilfen, Schuldnerberatung
  - Empowerment der Angehörigen

Literatur

Leitlinien:

- *NICE 2011*: 8.2.2.9; 6.24.1.4; 5.25.10; 5.26.1.4; 8.2.2.8, 8.3.8.1, 8.2.2.11;8.3.1.6; 8.2.2.3; 8.3.1.7; 8.3.3.3, 8.3.6.2, 8.3.6.3; 8.3.6.4; 5.31.1.4; 6.24.1.4; S. 164-166
- *LL AUS*: 5.16-5.20; S. 161; S. 110, 8.2; S. 134, S. 162-163, 5.20, 11.2; 10.3
- *SIGN*: 2.3.2.; 5.1.1; 5.2; 5.3; 5.4.1; 3.1.1 u. 3.4; S. 7
- *NICE 2010*: R18, R19

weitere Literatur:

(Berner et al., 2004a) bzw. (Berner et al., 2006a; Großimlinghaus et al., 2013; Krampe, Stawicki, Hoehe, und Ehrenreich, 2007; Krannich et al., 2006; Max-Planck-Institut für Experimentelle Medizin; Suchtforschungsverbund Baden-Württemberg, 2012)

Fachärztliche Behandlung (E)		I5
Ziele	Die Alkoholabhängigkeit und die komorbide psychische Erkrankung sind parallel behandelt.	
Voraussetzungen	• A2 abgeschlossen	
Patienten-eigenschaften:	• schwere Abhängigkeit • behandlungsbedürftige psychische Komorbidität	
verordnet/überwiesen durch:	• HA, SBS, Entzugs- oder Entwöhnungsklinik	
Leistungserbringer	p-FA	
Aufgaben		

p-FA:	• Aufklärung über notwendige Behandlungsschritte
	• ggf. Einbezug der Angehörigen (I10)
	• Aushändigen von Patienten- und Angehörigeninformationen (z. B. zu lokalen Versorgungsangeboten)
	
	Behandlung der Alkoholabhängigkeit und/oder der psychischen Komorbidität:
	
	• MI (I1) zur Therapiemotivation
	• ambulante psychotherapeutische Intervention (außer wenn Psychotherapie bereits im Rahmen einer Entwöhnungsbehandlung erfolgt):
	  – z. B. kognitiv-behaviorale Psychotherapie
	  – ggf. integriert (sucht- und komorbiditätsspezifisch)
	  – ggf. Überweisung zum PT
	  – bei einer psychischen Komorbidität: psychiatrische und medikamentöse Behandlung gemäß einer störungsspezifischen Leitlinie
	  – ggf. Überweisungen zum/zur:
	  – stationären Entzug (I2b)
	  – stationären Entwöhnung (I3b) (wenn Entzug erfolgt)
	  – Adaptionsbehandlung (I3c)
	  – SBS (I8), PT (I11) und/oder APP (I7)
	  – HA (I4)
	  – Re-Assessment persistierender Symptomatik nach mehreren Wochen bis einigen Monaten Abstinenz (abhängig davon, ob Patient abstinent ist oder nicht) (A2)
	
	Regelmäßiges Monitoring des Behandlungsverlaufs:
	
	• alkoholspezifische Interventionen, Symptome und Rückfälle
	• Symptomatik der psychischen Komorbidität
	• Medikamenteneinnahme
	• Kontaktaufnahme zu und Kooperation mit weiteren Leistungsanbietern
	
	Weiterleitung in stationäre Behandlung bei:
	
	• Alkoholrausch in der Schwangerschaft
	• Notfällen (KN3, KN4)
	• sonstigem stationären Abklärungs- oder Behandlungsbedarf aufgrund alkoholassoziierter Erkrankungen	

Ort	FA-Praxis	
Aufwand	• spätestens nach 3–6 Wochen (v.a. nach stationärem Aufenthalt) Vorstellung durch Patienten, dann für 6 Monate einmal in Monat	

Fachärztliche Behandlung (E)	
	• der fachärztliche Behandlungsaufwand hängt von der Einbindung weiterer Akteure ab, die Behandlungsaufgaben übernehmen (z. B. ambulante Psychotherapie)
Ergebnisdokumentation	• Behandlungsplan • ggf. Arztbrief
Implementierungshinweise	• Die Therapiereihenfolge muss bei Auftreten einer psychischen Komorbidität in einigen Fällen umgekehrt werden (z. B. bei Trauma: erst Traumabehandlung, dann alkohol- bzw. suchtspezifische Behandlung). Das kann ebenso auf weitere komorbide Störungen zutreffen (z. B. Angst, Depression, weitere stoff (-un)gebundene Abhängigkeiten, Persönlichkeitsstörungen). • Mehrere klinische Studien haben ergeben, dass übliche pharmakologische Therapien für Ängste und affektive Störungen auch dann effektiv sein können, wenn sie zusammen mit einer alkoholbezogenen Störung auftreten (z. B. Antidepressiva bei anhaltender Depression, Paroxetin bei Angstsymptomen). Auch entsprechende psychologische Therapien können noch hilfreich sein. Einige Studien konnten außerdem zeigen, dass eine gezielte Behandlung der psychischen Komorbidität die Trinkfrequenz und die Rückfallwahrscheinlichkeit reduzieren kann. • Für Patienten mit psychischer Komorbidität werden intensivere psychosoziale und medikamentöse Interventionen sowie Monitorings benötigt, da diese eher zu schweren Behinderungen und einer schlechteren Prognose neigen als Patienten mit einer einzelnen pathologischen Indikation. • Eine Überweisung in eine Entwöhnungsbehandlung ist notwendig, sofern eine Abstinenz bzw. deutliche Konsumreduktion im ambulanten Setting nicht möglich ist. • Der Anteil der Alkoholabhängigen mit einer psychischen Komorbidität ist hoch. Der Ausbau ambulanter integrierter Behandlungskonzepte, die die Abhängigkeit und die psychische Komorbidität kombiniert behandeln, ist zu empfehlen. • Allein aufgrund des Mangels an FÄ (p-FÄ) sollten diese sich im Rahmen der Behandlung mit weiteren Akteuren vernetzen, z. B. mit suchtpsychiatrischen Institutsambulanzen, SBS und SHG.

Literatur

Leitlinien:	• *NICE 2011*: 5.26.1.13; 5.26.1.15; 7.17.7/7.17.8.1; 7.17.8.3 • *LL AUS*: 10.4, A Ib; 10.5 B I; 10.7, B II; 10.8, B II; 10.9, B Ib; 10.10, D IV; 10.14, 10.15 D IV; 10.16 D IV • *SIGN*: 5.6/7, B
weitere Literatur:	(Großimlinghaus et al., 2013)
Empfehlungen aus den Experteninterviews:	• bei Trauma: erst Trauma, dann Sucht behandeln • Aufgaben des FA • integrierte Behandlung mit suchtmedizinischen und psychiatrischen Kompetenzen (AG)
Anknüpfende Module	I4, I2a, I3a, I6 bis I12, ggf. KN1 bis KN4

I6

Case-Management (B)	
Ziele	• Patient ist kontinuierlich und bedarfsorientiert an das Hilfesystem angebunden. • Behandlungen unterschiedlicher Akteure sind koordiniert.

Case-Management (B)

Voraussetzungen	• mehrere Module müssen koordiniert werden • Anbindung an SBS oder APP besteht
Patienten-eigenschaften:	• mittlere bis schwere Alkoholabhängigkeit
Leistungserbringer	i.d.R. SBS oder APP (auch ABE, PIA, HA)
Aufgaben	• längerfristiges Monitoring der Symptomatik in Absprache mit HA und p-FA anhand AUDIT bzw. AUDIT-C im Gespräch in den ersten 6 Monaten alle 14 Tage, später 8-mal im Jahr • längerfristige Monitoring der Inanspruchnahme von Hilfen, informell im Gespräch • Absprache des Behandlungsplans (A4) mit dem Patienten und anderen Leistungserbringern und ggf. Anpassung • Koordination der Inanspruchnahme unterschiedlicher Angebote (z. B. Schulden-, Schwangerschafts-, Familien-, Berufsberatung, Behörden, gesetzliche Betreuung [I9, I11]) und Leistungserbringer • Hilfestellung beim Zugang zu unterschiedlichen Angeboten und bei der Anbindung an diese (z. B. Angebote erläutern, erinnern, wenn angebracht, Termin vereinbaren, aufsuchende Kontakte bei fortwährender Nichteinhaltung der Termine) • Unterstützung des Selbstmanagements des Patienten (z. B. Aufbau informeller Hilfenetzwerke) • Koordination und Förderung des Austauschs verschiedener Leistungsanbieter im Rahmen von Behandlungskonferenzen (KQ1) • Informationsaustausch mit Leistungserbringern innerhalb und außerhalb des IV-Netzwerkes • schriftliche Information für relevante andere Leistungserbringer zu Beginn und Abschluss des CM sowie bei bedeutsamen Änderungen des Behandlungsplans (mit Zustimmung des Patienten) • bei stationären Aufenthalten Teilnahme an einer stationären Fallkonferenz zum Entlassungsmanagement • ggf. Schweigepflichtentbindung einholen und in Kopie an den Patienten sowie an den jeweils anderen Leistungserbringer weiterleiten • Leistungen im Rahmen anderer Module: z. B. motivationale Kurzintervention (I1), Einbezug von Angehörigen sowie Beratung zu Angeboten für Angehörige (I10)
Ort	i.d.R. in Praxis, ggf. aufsuchend oder telefonisch
Aufwand	Kontingent für gesamten Patientenpool, das bedarfsorientiert aufgeteilt werden kann
Implementierungshin-weise	• Der zumeist stärkere Bedarf direkt nach Entzug bzw. zwischen Entzugs- und Entwöhnungsphase sollte insbesondere auch von dem CM beachtet werden. • Da APP durch den p-FA verordnet wird, kommt sie als CM nur für Patienten in Frage, die in psychiatrischer Behandlung sind (I5: schwere Alkoholabhängigkeit und/oder behandlungsbedürftige psychische Komorbidität). • Der CM kann gleichzeitig therapeutische und pflegerische Aufgaben übernehmen. Diese sind jedoch in anderen Modulen (I7 oder I8) beschrieben. • Entsprechende suchttherapeutische qualifizierte APP stehen in Deutschland derzeit flächendeckend nicht zur Verfügung. Qualifizierende Maßnahmen für CM werden empfohlen.
Literatur	
Leitlinien:	*NICE* 2011: 5.11.1.1, 5.11.1.2, 5.11.1.3

Case-Management (B)	
weitere Literatur:	(Banger, Paternoga, und Hotz, 2007; Center for Substance Abuse Treatment, 1998; Hesse, Vanderplasschen, Rapp, Broekaert, und Fridell, 2007)
Empfehlungen aus den Experteninterviews:	• CM durch ambulante Betreuer • Zugang zu Angeboten und Übergänge problematisch • Bedarf nach Entzug und an der Schnittstelle Entzug-Entwöhnung • Entlassungsmanagement: Teilnahme an stationären Fallkonferenzen
Anknüpfende Module	A4

I7

Ambulante psychiatrische Pflege (E)	
Ziele	• Ein Vertrauensverhältnis zum Patienten in seinem persönlichen und sozialen Umfeld ist aufgebaut. • Der Patient ist in weitere Angebote der Suchtkrankenhilfe integriert und mit Unterstützung zu einer autonomen Lebensführung fähig. • Eine Reduzierung des Konsums und eine Verringerung des Rückfallrisikos sind sichergestellt. • Die Inanspruchnahme einer kontinuierlichen medizinischen und psychiatrischen Versorgung ist gesichert.
Voraussetzungen	• Patient ist an fachärztliche Behandlung (p-FA) angegliedert
Patienten-eigenschaften	CMA mit erhöhtem Bedarf an: • Unterstützung zur sozialen und ggf. beruflichen (Re-)Integration • Rückfallprophylaxe
verordnet/überwiesen durch:	p-FA
Leistungserbringer	APP
Aufgaben	• Fachpsychiatrische Bezugspflege: • hochfrequentierte aufsuchende Kontakte • Lebenssituations-, Problem- und Ressourcenanalyse • personenzentrierte individuelle Behandlungsplanung (A4) • gezielte Unterstützung beim Wiederaufbau eines abstinenzfördernden sozialen Umfelds • Aktivierung des Selbsthilfepotenzials • Gespräche zur Krankheitseinsicht, Motivationssteigerung und Rückfallprophylaxe • Angehörigengespräche und Hilfestellung bei Problemen im familiären und sozialen Umfeld (I10) • Unterstützung bei der Alltagsbewältigung und bei der Inanspruchnahme medizinischer und sozialer Dienste • Anregung und Unterstützung beim Aufsuchen tagesstrukturierender Angebote • Integration in weitere Angebote (I9, I11), Nachsorge und Entlassung (I12) • Beratung und Unterstützung in Konflikt-, Krisen- und Veränderungssituationen und Erstellung eines Krisenplans (ggf. gemeinsam mit p-FA) CM (I6): • Koordination von Unterstützungsangeboten unter Einbezug der SBS und dem SpDi

Ambulante psychiatrische Pflege (E)	
	• Kooperation zwischen SBS und Behandlern der Primärversorgung (HA, p-FA) bzw. weiteren Leistungserbringern aus ambulantem und stationärem Bereich • kontinuierliche Kooperation mit und Rückmeldung an p-FA • kontinuierliche Überprüfung des Behandlungsfortschritts und ggf. bedarfsgerechte Anpassung der Hilfen • Einleitung von Kriseninterventionen (KN1–KN4)
Ort	variabel: • aufsuchend • Dienstraum APP • Praxis p-FA • telefonisch
Aufwand	durchschnittlich 45 min pro Termin
Ergebnisdokumentation	• Pflegeplan (ggf. Pflegediagnose) • Einverständniserklärungen • Krisenplan
Implementierungshinweise	• Die APP ist bundesweit verordnungsfähig, jedoch nicht flächendeckend vertreten. Dementsprechend kann regional nicht überall auf das Angebot zurückgegriffen werden. • Mitarbeiter der APP sollten möglichst die Fachweiterbildung »Sucht und Pflege« absolvieren (KQ4). • In der Regelversorgung ist das CM durch die APP derzeit nur für alkoholabhängige Patienten in Verbindung mit einer psychischen Komorbidität verschreibbar. • CMA weisen meist nach langjährigem Krankheitsverlauf zahlreiche Schädigungen auf, die körperliche, seelische und soziale Folgen bedingen. Zur Förderung einer weitestgehend autonomen Lebensführung sollen zunächst ambulante bzw. teilstationäre Maßnahmen zur sozialen (Re)-Integration stattfinden. Sofern diese Hilfen, Fördermöglichkeiten und Betreuungsangebote nicht adressatengerecht sind bzw. keine ausreichende Versorgung gewährleisten können, ist in Absprache mit beteiligten Behandlern, dem Patienten und ggf. seinen Angehörigen eine (ggf. vorübergehende) Versorgung durch eine soziotherapeutische Einrichtung zu erwägen.
Literatur	
Weitere Literatur:	(Banger et al., 2007; Berner et al., 2007c; Braig et al., 2008; Klos, 2012)
Empfehlungen aus den Experteninterviews:	Aufgaben
Anknüpfende Module	A4, I5, I9–I12, KN2

I8

Suchtberatung (I)	
Ziele	• Der Patient ist je nach Schwere seiner Alkoholabhängigkeit in die entsprechende Behandlung eingegliedert. Eine Abstinenz konnte erreicht und aus dem Alkoholkonsum resultierende Schäden verhindert bzw. minimiert werden. Die soziale und berufliche (Re-) Integration des von der Sucht betroffenen Patienten und damit die Sicherung seiner Teilhabe am Leben sind gewährleistet. • Der Patient hat seinen Umgang mit Alkohol reflektiert und Handlungsweisen für eine abstinente Lebensführung erarbeitet.

Suchtberatung (I)	
Voraussetzungen	• Patient hat Beratungs- und Behandlungswunsch und ist mitwirkungsbereit • Angehörige wünschen eine Veränderung ihrer Situation und jener der Patienten
Patienten-eigenschaften:	• Patienten mit Alkoholabhängigkeit und körperlichen, psychischen und sozialen Begleiterscheinungen infolge des Alkoholkonsums
Verordnet/überwiesen durch:	• HA, p-FA, sonstige Leistungserbringer
Leistungserbringer	CM der SBS

Aufgaben	Gesamtes CM (I6) und Behandlungssteuerung:
	
	• Beratungs-, Motivierungs- und Betreuungsleistungen
	  – Aufklärung und Information
	  – Anamnese, Diagnostik (z. B. LAST-Testungsverfahren, Münchner Alkoholismus Test) und Indikationsstellung
	  – Motivierung (I1) und Vermittlungstätigkeit in QE (I2a/b), Entwöhnung (I3a/b), SHG bzw. weiterbehandelnde Dienste bzw. Beratungsstellen (I11)
	  – Antragstellung für Entwöhnung (ggf. Eilantrag), Beratung mit Kostenträgern, Erstellen des Sozialberichts
	  – Einzel- und Gruppengespräche
	  – Angebote zur Ressourcenstärkung
	  – Einbezug der Angehörigen und ggf. Vermittlung in entsprechende Angebote (I10)
	  – Unterstützung und Anregung zur Neuorientierung beim Umgang mit lebenspraktischen Problemen (medizinisch-psychologische-Untersuchung (MPU) zur Begutachtung der Fahreignung)
	  – Behandlungsvorbereitungsgespräche für Anschlussbehandlung (Entzug, Entwöhnung)
	• Behandlungsleistungen
	  – Durchführung qualifizierter ambulanter medizinischer Rehabilitation (I3a)
	• Akuthilfe, Krisen- und Notfallintervention (KN2)
	• kontinuierliche Kooperation und Abstimmung der Hilfe mit dem HA (I4)
	• kontinuierliche Begleitung, Koordination und Abstimmung der Hilfen zur beruflichen (Re-)Integration (Jobcenter, Arbeitsagenturen, Arbeitsgemeinschaften) (I9)
	• Ambulante Weiterbehandlung nach Entwöhnung (I11)
	• weiterführende stabilisierende Betreuung und Beratung
	• PEI
	• Rückfallprophylaxe und -bewältigung (»Inspektionsgespräche« nach Rehabilitation alle 6 Monate)

Ort	Beratungsräume der SBS, ggf. aufsuchend
Aufwand	max. 50 min pro Termin
Ergebnisdokumentation	• ggf. Testergebnisse • Dokumentation (Anamnese- und Betreuungsbogen) • Sozialbericht • Entlassungsbericht
Implementierungshinweise	• Aufgrund unterschiedlicher Rahmen- und Finanzierungsbedingungen kann nicht von jeder SBS das Angebot einer ambulanten Rehabilitation gewährleistet werden. • Eine ambulante Weiterbehandlung durch die SBS nach der Rehabilitation ist an die Zulassung durch die DRV gebunden.

Suchtberatung (I)

	• Die SBS übernimmt das Monitoring im Rahmen ihres Leistungsspektrums. Der HA übernimmt die somatische Behandlung und das diesbezügliche Monitoring. Beide Akteure übernehmen jeweils die Steuerung der ihrer Rolle entsprechenden Behandlung. Eine enge Kooperation zwischen beiden Akteuren, um die Behandlung transparent und effektiv zu gestalten sowie sich gegenseitig Rückmeldung bzw. Hilfestellung zu geben, soll Ziel sein.
Literatur	(Weissinger und Missel, 2006)
Empfehlungen aus den Experteninterviews:	• Aufgaben SBS • Aufgaben SBS (AG)
Anknüpfende Module	I2a, I2b, I3a, I3b, I9, I11

I9

Maßnahmen zur beruflichen (Re-)Integration (I)

Ziele	• Die Teilhabe des Patienten am Arbeitsleben ist gesichert bzw. wiederhergestellt. Der Arbeitsplatz konnte erhalten werden bzw. der Patient konnte in eine seinen Fähigkeiten entsprechende Erwerbstätigkeit bzw. Aus- oder Weiterbildung vermittelt werden. Der Patient ist in der Lage, Belastungssituationen am Arbeitsplatz zu identifizieren und im Sinne der Selbstwirksamkeit zu bewältigen. • Berufstätigkeit und berufliche Ziele gefährden die gesundheitliche Stabilität nicht, sondern wirken gesundheits -und abstinenzfördernd.
Voraussetzungen	alle erwerbsfähigen und erwerbsgeminderten Patienten
Patienteneigenschaften:	speziell: • von (langfristiger) Arbeitsunfähigkeit und -losigkeit betroffene oder bedrohte Patienten • Patient mit erkrankungsbedingten Problemen am Arbeitsplatz • behinderte bzw. von Behinderung bedrohte Patienten, die in eine überbetriebliche Einrichtung integriert werden möchten • Patienten, die Unterstützung bei der Integration in Erwerbstätigkeit oder Ausbildung wünschen (Schüler, Auszubildende, Studenten, Arbeitssuchende)
Leistungserbringer	CM, Rehabilitationseinrichtungen, HA, p-FA, Fallmanager, Rehabilitationsfallberater, sonstige Servicestellen
Aufgaben	
alle Ärzte:	• Exploration der Arbeitssituation und krankheitsbedingter Leistungsminderung und Anforderung des Arbeitsplatzes mit eventueller Arbeitsunfähigkeitsschreibung im Rahmen der Eigendiagnostik (A1, A2, I8) bzw. psychiatrischen Suchtbehandlung (I2b, I3b) • Besprechung des Gesamtbehandlungsplans sowie der Therapieform (ambulant, stationär oder Kombinationstherapie) im Kontext der aktuell auszuübenden Tätigkeit
Rehabilitationsträger:	• Frühzeitiges berufsbezogenes Assessment (Berufs-, Ausbildungs- und Arbeitsanamnese)

Maßnahmen zur beruflichen (Re-)Integration (I)	
	• Durchführung von arbeitsbezogener Diagnostik (z. B. MELBA – Merkmalprofile zur Eingliederung Leistungsgewandelter und Behinderter in Arbeit; SIMBO-Screening-Instrument zur Erkennung eines Bedarfs an Maßnahmen medizinisch-beruflicher Orientierung, Screening-Verfahren der Einrichtungen; AVEM – Arbeitsbezogene Verhaltens- und Erlebensmuster sowie weitere arbeits-und ergotherapeutische Testverfahren, psychologische Leistungsdiagnostik und Assessment-Verfahren beruflicher Anbieter) • Erstellung eines Qualifikations- und Fähigkeitsprofils • Besprechen der Arbeitsmarktchancen, Hilfestellung bei der Entwicklung berufsbezogener Perspektiven (ggf. unter Zuhilfenahme weiterer Berufsgruppen [z. B. Ergotherapeuten]) • Eingliederung in Arbeitstherapie, Bewerbungscoaching, externe Arbeitserprobungen bzw. berufsfördernder Maßnahmen (Praktika, Supported Employment) • Unterstützung bei der Stellenakquise • Besprechen des eigenen Umgangs mit der Alkoholabhängigkeit am Arbeitsplatz (bspw. Für und Wider einer Offenlegung der Erkrankung gegenüber Vorgesetzten und Kollegen), der Auswirkungen auf die Arbeitsleistung (u. a. eingeschränkte Leistungsfähigkeit und erhöhtes Unfallrisiko) und der protektiven sowie aversiven Faktoren der Arbeit für die Erkrankung und Lebensqualität • ggf. Unterstützung bei der beruflichen Orientierung (Berufswahl) oder Umorientierung (Umschulung, Weiter- und Fortbildungen) und Anregung zur Berufsberatung (unbedingt bei Patienten, die sich in Übergangssituationen befinden bzw. bei Patienten, die berufsbedingt mit Alkohol konfrontiert werden [z. B. Gastronomie]) • Vermittlung und Kontaktaufnahme zum Rehabilitationsfallberater der DRV und/oder dem Fallmanager der Agentur für Arbeit zur Beratung und nahtlosen Betreuung nach Abschluss der Rehabilitationsmaßnahme • ggf. Vermittlung in Adaption (I3c) • ggf. Kontaktaufnahme zum Integrationsfachdienst, Betriebsarzt, betrieblichen Suchtkrankenhelfer und zu sonstigen regionalen Angeboten zur Wiederaufnahme einer Erwerbstätigkeit (z. B. Krankengeldfallmanager, Lotsenbegleiter) • bei Bedarf und Patientenwunsch Initiierung und Teilnahme des CM am betrieblichen Wiedereingliederungsmanagement • Überprüfung und ggf. Anpassung gemeinsamer Zielformulierungen
Ort	Praxis- bzw. Beratungsräume der Leistungsanbieter, aufsuchend
Aufwand	
HA:	• Aufwand im Rahmen von A1 enthalten
FA:	• Aufwand im Rahmen von A2 enthalten
weitere (Klinik-) Ärzte:	• Aufwand im Rahmen von I2a, I2b, I3a, I3b, I8 enthalten • 60 min pro Termin
Rehabilitations-träger:	• ggf. Teilnahme am betrieblichen Wiedereingliederungsmanagement: ca. 90 min pro Termin • alles Weitere im Rahmen von I3b, I3c, I8 enthalten
Ergebnisdokumentation	• ggf. Testergebnisse • bei Konfliktklärung und Teilnahme am betrieblichen Wiedereingliederungsmanagement: schriftliche Einverständniserklärung des Patienten (Schweigepflichtentbindung)

Maßnahmen zur beruflichen (Re-)Integration (I)	
Implementierungshinweise	• Bei der zeitlichen Planung von o.g. Maßnahmen muss beachtet werden, dass bestimmte Angebote eine verbindliche Zusage der Kostenübernahme seitens des jeweiligen Kostenträgers vor Antritt erfordern. Dementsprechende Fristen bzw. Bearbeitungszeiträume müssen einkalkuliert werden. • Eine unterstützende Begleitung, wie z. B. durch Lotsen, Krankenfallmanager und/oder betriebliche Suchtkrankenhelfer ist aufgrund eingeschränkter Verfügungsmöglichkeiten nicht immer möglich. • Insbesondere Patienten mit Vermittlungsschwierigkeiten sollen dem Fallmanagement der Agentur für Arbeit (wenn verfügbar) zugeführt werden.
Literatur	
weitere Literatur:	• http://www.melba.de/melba/melba.html (22.03.2013); (Weissinger und Missel, 2012)
Empfehlungen aus den Experteninterviews:	• Lotsenbegleiter als Ansprechpartner/ Motivator
Anknüpfende Module	I11

I10

Angehörige und soziales Umfeld (I)	
Ziele	• Angehörige sind zu jedem Zeitpunkt in die Behandlung des Patienten einbezogen und erhalten Informationen und individuelle Angebote, die zum konstruktiven Umgang mit der Erkrankung beitragen. • Insbesondere den Bedürfnislagen von Kindern wurde entsprochen und das Kindeswohl ist gesichert.
Voraussetzungen	• Zustimmung und Anwesenheit des Patienten (Ausnahme: Angehörigen-PEI, Gefährdungssituationen für Kinder und Dritte) • Beratungswunsch und -motivation
Leistungserbringer	• HA, FÄ, p-FA, SBS, Rehabilitationseinrichtungen, APP, • sonstige Leistungsanbieter
Aufgaben	
Alle Ärzte:	• bei Bedarf Fremdanamnese • bei Bedarf Angehörigengespräche im Rahmen der hausärztlichen, fachärztlichen, psychiatrischen und rehabilitativen Behandlung (A1, A2, I2b, I3b) • Anbieten von PEI: Gruppen-PEI zur Entlastung der Angehörigen sowie zur Förderung ihres protektiven Potenzials und möglichst Überleitung in regionale Angehörigen-SHG bzw. -PT (I2b, I3b, I11)
CM:	• bei Bedarf Fremdanamnese • Einzelgespräche für Angehörige zur Wissensvermittlung und Stärkung des Selbsthilfepotenzials • Förderung von Copingstrategien basierend auf dem CRAFT-Modell (Community Reinforcement and Family Training) • Paar- und Familienberatung zur Klärung innerfamiliärer Probleme • Gruppen-Beratung bzw. Angehörigen-PEI • Aushändigung von Kontaktinformationen, Erarbeitung eigener Unterstützungsmöglichkeiten, Anregung zur Teilnahme an Angehörigen-SHG und Vermittlung in weitere Angebote (Erziehungs- und Familienberatungsstelle, Pro Familia, Schuldnerberatung, Frauenhaus)

Angehörige und soziales Umfeld (I)

	• bei Bedarf und Patientenwunsch: gemeinsam mit Patienten und ggf. weiteren Angehörigen Aufklärung über die Erkrankung und Gespräch mit Kindern • Abklären des Unterstützungsbedarfs minderjähriger Kinder und Unterstützung bei der Vermittlung in erforderliche Angebote (Hausaufgabenhilfe, Haushaltshilfe, familienentlastende Dienste, spezielle Angebote für Kinder psychisch kranker Eltern, Schulpsychologen, Jugendhilfe) • Veranlassung begleitender psychosozialer bzw. psychotherapeutischer Interventionen bzw. Psychotherapie • Erstellung eines Krisenplans • Einbezug der Angehörigen in Kooperationstreffen der verschiedenen Leistungserbringer
Ort	Praxis- bzw. Beratungsräume der Leistungserbringer, aufsuchend
Aufwand	• Aufwand im Rahmen von A1, A2, A4, I6, I7, I2a bis I3c • familienzentrierte Interventionen: max. 5 Sitzungen à 60–90 min • psychoedukative Interventionen: max. 4 Sitzungen à 90–120 min
Ergebnisdokumentation	• Fremdanamnese • Dokumentation
Implementierungshinweise	• Damit Angehörige entsprechende Einzel- und Gruppenleistungen wahrnehmen können, sollten sowohl vormittags als auch abends Termine angeboten werden. Insgesamt sind die Angebote familienfreundlich und niedrigschwellig zu organisieren. • Ärzte und SBS unterliegen der Schweigepflicht. Zur Einbeziehung der Angehörigen in das jeweilige Beratungs- und Behandlungssetting ist das Einverständnis des Patienten einzuholen. Eine Ausnahme hiervon bilden Gefahrenmomente für Angehörige und/oder Dritte. Der Patient ist darüber aufzuklären, dass von einer Meldung bei entsprechenden Behörden Gebrauch gemacht wird. • Angebote für Kinder aus suchtbelasteten Familien haben sich zur Unterstützung sehr bewährt, werden aber aufgrund fehlender Finanzierung derzeit noch nicht flächendeckend angeboten. Vor allem zur Vermeidung einer Suchterkrankung oder Depression bei den Kindern sind entsprechende Angebote sinnvoll. Eine Zusammenarbeit mit der örtlichen Jugendhilfe und Schule ist hilfreich. Um Interessenskonflikte bei der Beratung und Begleitung der abhängigen Eltern zu vermeiden (Kindeswohlgefährdung), sollten entsprechende regionale Angebote in der Verantwortung anderer Dienste liegen. • Sollten SHG für Angehörige regional nicht verfügbar oder ausreichend sein, bieten familienzentrierte Interventionen der Fachstellen für Sucht und Suchtprävention bzw. andere Beratungsdienste eine Alternative.
Literatur	
Leitlinien:	• *NICE 2011*: 5.31.1.4; 8.1.2.1; 6.26.5.2; 6.26.5.1; 6.26.5.2 • *LL AUS*: 8.4, D IV; 9.21, S • *SIGN*: 7.2.2 S. 22
Empfehlungen aus den Experteninterviews:	• Schweigepflicht • SHG • Einbezug in Kooperationstreffen; Krisenplan • CRAFT-Modell (PK und AG)

(Re-)Integration in Maßnahmen zur Weiterbehandlung (I)		I11
Ziele	• Der Patient besucht eine SHG und ist entsprechend seinem Bedarf in weitere medizinische, psychosoziale, psychotherapeutische und/ oder berufliche Weiterbehandlungsmaßnahmen integriert. • Der Patient wird unterstützt, seinen Alltag zu strukturieren, Alltagsanforderungen zu bewältigen und ein selbstständiges und abstinentes Leben zu führen. Eine soziale und berufliche (Re-) Integration ist weitestgehend sichergestellt.	
Voraussetzungen	• Teilhabebedarf des Patienten liegt vor • erfolgter Entzug und/oder Entwöhnung	
Patienten- eigenschaften:	• alle Patienten zur Stärkung des Selbsthilfepotenzials • CMA mit intensivem Hilfebedarf zur gesundheitlichen Stabilität und/oder Sicherung der sozialen Teilhabe	
verordnet/überwiesen durch:	• primär: p-FA, CM, APP, sonstige Leistungserbringer	
Leistungserbringer	CM, APP	
Aufgaben		
p-FA:	• Identifizierung des Hilfebedarfs im Rahmen der Behandlung (I4, I5, I2b, I3b, I3c) • Sicherstellung der frühzeitigen Integration komplementärer Versorgungsangebote in den Gesamtbehandlungsplan unter Einbezug des Patienten und ggf. der Angehörigen in den Hilfeprozess • Kooperation inklusive Informationsaustausch mit jeweils beteiligten Einrichtungen bzw. Behandlern • Überprüfung des bestehenden und gedeckten Hilfebedarfs im Rahmen der ärztlichen bzw. psychiatrischen Behandlung	

CM, APP:	• Ermitteln des Hilfebedarfs, der Ressourcen des Klienten und Zielformulierung
	• CM im Rahmen von I6 und Kostenklärung
	  – Integration in geeignete gemeindepsychiatrische Angebote bzw. Einrichtungen (ABE, GBE, Tagesstätte und -klinik, SpDi, PIA, Wohnheime und -gruppen, soziotherapeutische Einrichtungen, Langzeitbetreuungsangebote für chronifizierte und/ oder komorbide Patienten)
	  – Vermittlung in SHG
	  – Integration in geeignete berufliche und/oder medizinische (Rehabilitations-)Angebote (Berufsförderungswerke, berufliche Trainingszentren, WfbM, Integrationsfachdienste (I9), ergo-, physio-, psycho- und soziotherapeutische Maßnahmen bzw. Psychotherapie)
	  – Informationen über Dienste für die Krise bzw. den Notfall (KN)
	  – Integration in weitere Einrichtungsdienste bzw. Beratungsstellen (Familien- und Erziehungsberatungsstelle, Schuldnerberatungsstelle, Beratungsstellen bei Gewalt, Nichtsesshaftenhilfe, familienentlastende Dienste, Lotsenprojekte)	

Ort	variabel: • Praxis von p-FA • Räume von CM • aufsuchend • in den Einrichtungen der entsprechenden Leistungsanbieter	

(Re-)Integration in Maßnahmen zur Weiterbehandlung (I)

Aufwand	p-FA: • Fallbesprechung mit den beteiligten Leistungserbringern bzw. Hilfebedarfsplanungskonferenzen ca. 20–50 min, Kooperation und Terminvereinbarungen mit weiteren Akteuren: variabel, bis zu 2 h/Monat CM: • Aufwand im Rahmen von I8 enthalten APP: • Aufwand im Rahmen von I7 enthalten
Ergebnisdokumentation	• Einverständniserklärung • Schweigepflichtendbindung zur Kontaktaufnahme externer Dienste
Implementierungshinweise	• Die versicherungs- bzw. sozialrechtlichen Voraussetzungen für die entsprechende Hilfe müssen erfüllt sein. • Ambulante sind gegenüber (teil-)stationären Angeboten zu bevorzugen (Sicherung einer autonomen Lebensführung). • Bei der zeitlichen Planung von Fall- und Hilfebedarfsplanungskonferenzen für Wiedereingliederungsmaßnahmen ist darauf zu achten, sie für alle beteiligten Fachkräfte ressourcenschonend zu gestalten. • Berater öffentlicher Einrichtungen und/oder Beratungsstellen sollen für Patienten, die nach der Primärversorgung ihren Dienst zur Rückfallprophylaxe beanspruchen, als Methoden die MI und das Copingtraining einsetzen. • Teilnehmern von SHG, die zusätzlich eine psychische Komorbidität (z. B. Depression) aufweisen, ist eine intensivere, begleitende ambulante Behandlung zu empfehlen, um die Gruppe nicht zu gefährden.

Literatur

Leitlinien:	• *NICE 2011*: 5.31.1.4 • *LL AUS*: 8.1, B II; 8.2, A I; 6.9, D IV • *SIGN*: 5.4.2 D
weitere Literatur:	(Ferri, Amato, und Davoli, 2006)
Empfehlungen aus den Experteninterviews:	• Lotsenprojekt • (Re-)Integration zur Rückfallprophylaxe: (AG)

I12

Entlassung aus dem Case-Management (B)

Ziele	• Der Patient ist selbstständig im Umgang mit der Alkoholabhängigkeit, er hat Strategien zur Rückfallprävention in seine Lebensführung integriert und nimmt bedarfsorientiert Versorgungsangebote in Anspruch. • Der Patient kann bei Bedarf jederzeit wieder Kontakt aufnehmen, ihm ist das Vorgehen dafür bekannt. • Alle relevanten Leistungserbringer sind über die Entlassung des Patienten aus dem IV-System informiert.

Entlassung aus dem Case-Management (B)

Voraussetzungen	
Patienten-eigenschaften:	Alle folgenden Kriterien treffen zu: • Patient ist mind. ein Jahr abstinent • der physische und psychische Gesundheitszustand ist verbessert und stabil • Patient ist bei Bedarf in Nachsorgeangebote (z. B. SHG) integriert
verordnet/ überwiesen durch:	HA oder p-FA
Leistungserbringer	i.d.R. CM; HA; p-FA
Aufgaben	
HA/p-FA:	• Abschlussgespräch: gemeinsame Entscheidung zwischen Behandler und Patient bezüglich Entlassung aus IV-System, Vorgehen bei Rückfall klären, Stand der ursprünglich formulierten Behandlungsziele und der Integration in weitere Angebote (I10) besprechen • ggf. Leistungen im Rahmen des Moduls »Integration in weitere Versorgungsangebote« initiieren (I10) • Ausschreiben des Patienten aus IV-System • Abschlussbericht verfassen und unter Berücksichtigung der Datenschutzbestimmungen an relevante weitere Leistungserbringer weiterleiten
CM:	• Abschlussgespräch: Vorgehen bei Rückfall klären, Stand der ursprünglich formulierten Behandlungsziele und der Integration in weitere Angebote (I10) besprechen • niedrigfrequente, patienteninitiierte Telefonkontakte entsprechend gemeinsam abgesprochener Abstände sowie bei Bedarf • Abschlussbericht verfassen und unter Berücksichtigung der Datenschutzbestimmungen an relevante weitere Leistungserbringer weiterleiten
Weitere/Sonstige:	• Besprechung der Entlassung in Behandlungskonferenz (KQ1)
Ort	Praxisräume der Anbieter, telefonisch
Aufwand	• ein IV-Abschlussgespräch mit behandelndem Arzt (HA oder p-FA) • ein IV-Abschlussgespräch mit CM • bis zu 10 kurze Telefonkontakte mit CM über einen Zeitraum von ein Jahr (sukzessive ausschleichend)
Ergebnisdokumentation	• Abschlussberichte • Ausschreibung aus IV-Netzwerk stattgefunden?: ja/nein
Implementierungshinweise	• Nach Abschluss des Moduls ist die Weiterbehandlung durch den gleichen HA bzw. p-FA im Rahmen der Regelversorgung denkbar und oft wahrscheinlich. • Alle unter dem Punkt »Voraussetzungen« genannten Patienteneigenschaften sollen bei Einleitung des Moduls zutreffen. Die Entscheidung über die weicheren Kriterien obliegt dem behandelnden Arzt in Rücksprache mit anderen Leistungserbringern (insbesondere mit dem CM). • Persistierendes Trinken oder wiederholte Rückfälle sind bei bestehendem Behandlungswunsch des Patienten kein Kriterium für einen Ausschluss aus der IV.

Entlassung aus dem Case-Management (B)	
Literatur	
Leitlinien:	• *NICE 2011*: 5.11.1.1, 5.11.1.2 • *AUS*: 3.25, 11.1, 11.2 • *SIGN*: 5.3
Empfehlungen aus den Experteninterviews:	• Fortgesetzte »Schadensbegrenzungsstrategien" und Verbleib in IV bei Patienten, die Abstinenzziel nicht länger anhaltend erreichen (AG) • Patienteneigenschaften zur Einleitung des Moduls (AG)

4.4 Krisen- und Notfallmodule (KN)

Die im Folgenden beschriebenen Module sollen in Krisen- oder Notfallsituationen zur Anwendung kommen. Notfall- und Krisensituationen haben verschiedene Merkmale gemein. Beide werden als »untragbare Schwierigkeit wahrgenommen«, die die »zur Verfügung stehenden Bewältigungsstrategien überfordert.« (James und Gilliland, 2001, S. 3). Notfallsituationen erfordern allerdings unverzügliches, meist medizinisches Handeln, um Schäden zu vermeiden. Einer gewissen Dringlichkeit unterliegt auch die Krise. Dieser soll jedoch im Rahmen der Interventionsmodule begegnet werden, z. B. durch hochfrequentierte, aufsuchende Kontakte durch die SBS oder durch die APP.

KN1

Krisendienst der APP (E)	
Ziele	• Der Krisendienst der APP gibt besonders schwer erkrankten Patienten die Möglichkeit, rund um die Uhr und niedrigschwellig Kontakt aufzunehmen. • Durch das telefonische Gespräch, in schweren Fällen auch durch aufsuchenden Kontakt, kann der Patient entlastet und Selbst- oder Fremdschädigung vermieden werden.
Voraussetzungen	• 24/7-Telefondienst organisierbar: Vordergrunddienst durch APP, Hintergrunddienst durch p-FA • Hausbesuche des APP jenseits der üblichen Dienstzeiten organisierbar
Patienteneigenschaften:	• Patient in akuter psychischer Krise mit Selbst- und/oder Fremdgefährdungsrisiko • Patient erhält bereits APP-Leistungen, d. h. Patient mit schwerer Abhängigkeit und/oder psychischer Komorbidität
Leistungserbringer	• Mitarbeiter der APP • p-FA des IV-Netzwerks, ggf. andere psychiatrische FÄ, Notarzt
Aufgaben	

APP:	• erste Erfassung der Situation (telefonisch), Erfassung der Selbst- und Fremdgefährdung (im Gespräch)
	• Klärung, welche Maßnahmen eingeleitet werden (ggf. unter Zuhilfenahme des Krisenplans (I7) und in Rücksprache mit dem p-FA):
	  – entweder telefonisch: entlastendes und stützendes Beratungsgespräch
	  – oder in schweren Fällen: Hausbesuch durch APP, ggf. Veranlassung von KN3, notärztlicher Behandlung oder KN4

Krisendienst der APP (E)	
p-FA:	• ggf. Vermittlung in Notunterkunft o. ä. • bei Überleitung in stationäre Behandlung: Besprechen organisatorischer Probleme und Lösungen, Telefonkontakt zur Aufnahmestation, Krankentransport organisieren (falls erforderlich) • Dokumentation und Weiterleitung an behandelnden Arzt (p-FA oder HA) und ggf. an behandelnde APP • Hintergrunddienst, Erreichbarkeit für Rücksprache
Ort	Räume des p-FA oder APP bzw. mobil, aufsuchend
Aufwand	• Bereitschaftsdienst • ca. 30 min, bei Hausbesuch bis 120 min
Ergebnisdokumentation	• Dokumentation der Anrufer und des Gesprächs: geschilderte Beschwerden/Probleme, Selbst- und Fremdgefährdung, veranlasste Maßnahmen • Dokumentation der Häufigkeit der Nutzung
Implementierungshinweise	• Angebot kann abhängig von regionalen Faktoren und vom Kreis der IV-Vertragspartner unterschiedlich organisiert werden: i.d.R. durch p-FÄ (Hintergrunddienst) des IV-Netzes in Kooperation mit APP, alternativ auch durch PIA oder PK als Hintergrunddienst in Kooperation mit APP. • Bei Patienten mit mittlerer oder schwerer komorbider Depression, mit Schizophrenie oder mit bipolarer Störung ist eine gleichzeitige Teilnahme am entsprechenden BHP zu erwägen, sodass die dort vorgesehenen speziellen Notfall- bzw. Krisenmodule angewendet werden können. • Die verwendeten Leitlinien enthalten keine Empfehlungen zu aufsuchenden oder telefonischen Notfallservices. • Hinweise zur Gesprächsführung in akuten (suizidalen) Krisen (► Anhang K).
Literatur	
Leitlinien:	*NICE 2011*, S. 100 u. 113
weitere Literatur:	(Krampe et al., 2007)
Empfehlungen aus den Experteninterviews:	• Krisendienst, Notrufhotline (AG) • kurzfristige Interventionen verschiedener Stärke
Anknüpfende Module	KN2, KN3, KN4

KN2

Krisenintervention der Suchtberatungsstelle (E)	
Ziele	Akut drohende Rückfälle werden verhindert. Plötzlich eintretende soziale Notlagen werden in Kooperation mit entsprechenden Diensten aufgefangen.
Voraussetzungen	• Organisation eines Telefondienstes mindestens innerhalb der üblichen Bürozeiten der SBS • Organisation von sehr kurzfristigen Terminen mit Mitarbeitern der SBS möglich
Patienteneigenschaften:	• Patient mit akutem Rückfallrisiko oder in akuter sozialer Krise (Bedarf an Unterkunft o. ä.)
Leistungserbringer	SBS
Aufgaben	• Erfassung der Situation und Abklärung des Interventionsbedarfs: telefonisch oder Face-to-Face-Kontakt • Telefonisch oder Face-to-Face: Gesprächsintervention, Beratung

Kriseninterventon der Suchtberatungsstelle (E)

	• in der Einrichtung: Gesprächsintervention, ggf. Einleitung von KN3 • je nach Bedarf Vermittlung in weitergehende Hilfen (z. B. Wohnungslosenhilfe)
Ort	SBS
Aufwand	• telefonisch: ca. 30 min • aufsuchend oder als Face-to-Face-Kontakt in der jeweiligen Einrichtung: 30 min (ggf. Fahrzeiten) • Organisation eines telefonischen Bereitschaftsdienstes
Ergebnisdokumentation	• Dokumentation der Anrufe/Gespräche: geschilderte Probleme, veranlasste Maßnahmen • Dokumentation der Häufigkeit der Nutzung
Implementierungshinweise	• Das Angebot kann unterschiedlich umgesetzt werden. Hinsichtlich der Anbieter sind anstelle oder gemeinsam als Kooperation mit der SBS weitere Einrichtungen für dieses Modul denkbar, wie etwa eine Klinik, PIA oder der SpDi. Die Telefonnummer sollte auch bei ggf. wechselnden diensthabenden Einrichtungen identisch bleiben. Ideal wäre ein 24/7-Service. Varianten könnten sein: mit oder ohne aufsuchendes Angebot, mit begrenzten Öffnungszeiten für Face-to-Face-Kontakte, 24/7-Öffnung, o. ä. Ggf. können nach telefonischer Abklärung Fahrtkosten (Taxi), z. B. zur SBS oder zur Notunterkunft, bezuschusst werden. • Personal, das telefonisch oder face-to-face den Krisendienst durchführt, sollte speziell dafür qualifiziert werden. • Speziell für die Rückfallprophylaxe gilt, dass »Notrufe« bei akut drohendem Rückfall auch informell innerhalb einer SHG organisiert werden können.
Literatur	
Empfehlungen aus den Experteninterviews:	• gestufte Krisenintervention, Rückfallnotrufe (AG) • qualifiziertes Personal (AG)
Anknüpfende Module	KN3, KN4

KN3

Ärztliche Notfallintervention (E)

Ziele	• Der Zustand des Patienten wird innerhalb kürzester Zeit abgeklärt und der Patient wird stabilisiert. Das Risiko organischer Schädigungen kann durch geeignete Sofortmaßnahmen verringert werden. • Eine zügige Weiterleitung in stationäre Behandlung erfolgt. Betreuer, CM und Angehörige des Patienten sind – gemäß den Vereinbarungen mit dem Patienten – informiert.
Voraussetzungen Patienten-eigenschaften:	• akute schwere psychische oder somatische Probleme (z. B. Eigen- oder Fremdgefährdung, schwere Intoxikation, Entzugssymptome, Krampfanfall, Verdacht auf Wernicke-Enzephalopathie, schwere Dehydratation, Mangelernährung usw.) • Behandlung im Rahmen von KN1 oder KN2 nicht ausreichend • falls Einweisung nach Unterbringungsgesetz notwendig wird
Leistungserbringer	HA, FA, Arzt innerhalb der SBS, ggf. SpDi
Aufgaben	
alle Ärzte:	• Arztgespräch mit Diagnostik und Beratung ggf. unter Hinzuziehung Angehöriger • Stabilisierung und Kontrolle der Vitalfunktionen

Ärztliche Notfallintervention (E)

	• Notfallmedikation bei Delir (z. B. Diazepam und Haldol), bei Krampfanfall und bei Verdacht auf Wernicke-Enzephalopathie oder WKS (Thiamin) • Indikationsstellung für Überweisung in stationäre Behandlung (KN4), ggf. Arztbrief mitgeben • bei Verweigerung einer indizierten stationären Behandlung ggf. Zwangseinweisung unter Beachtung der gesetzlichen Auflagen und in Rücksprache mit dem GBE • Information an GBE (falls vorhanden), CM und Angehörige (gemäß Vereinbarungen mit Patienten) zur Notfallsituation und Einweisung • ggf. Indikationsstellung zur Verdichtung der APP-Behandlung (I7) und Absprache mit APP
FA:	• Rücknahme der Behandlungsverdichtung durch APP bei Besserung
Ort	Praxis, SBS, ggf. aufsuchend
Aufwand	30–60 min
Ergebnisdokumentation	• Befund • getroffene Maßnahmen inkl. Medikation • Absprachen mit o.g. Personen • ggf. Arztbrief
Implementierungshinweise	• Bei Patienten mit Entzugssyndrom: persönliche Probleme sollten erst nach Überwindung der akuten Symptome besprochen werden. • Der Krisenplan des Patienten, sofern vorhanden, sollte bei den Entscheidungen berücksichtigt werden. • Zur medikamentösen Behandlung des Alkoholdelirs und Alkoholentzugssyndroms empfiehlt NICE 2010 Lorazepam, Haloperidol und Olanzapin, ggf. parenteral. • Bei Krampfanfall, WKS und Delir ist eine rasche stationäre Aufnahme indiziert. Ansonsten kann, abhängig von der Ausprägung der physischen und psychischen Problematik, eine ambulante Behandlung erwogen werden. Dabei muss jedoch unbedingt eine engmaschige (tägliche) und professionelle Überwachung und Unterstützung des Patienten durch die APP, den CM und Angehörige im selben Haushalt gegeben sein.
Literatur	
Leitlinien:	• *LL AUS*: S. 58 • *NICE 2010*: R9, R10 • *AWMF*
weitere Literatur:	(Suchtforschungsverbund Baden-Württemberg, 2012)
Empfehlungen aus den Experteninterviews:	Tendenz zur stationären Intervention, ggf. APP (AG)
Anknüpfende Module	KN4

KN4

Stationäre Notfallintervention (E)

Ziele	• Der Patient wird physisch und psychisch stabilisiert. • Akute Störungen oder Erkrankungen werden mit den stationär zur Verfügung stehenden Mitteln überwacht und behandelt.

Stationäre Notfallintervention (E)

Voraussetzungen

Patienten-eigenschaften:	• schwere akute physische oder psychische Probleme (z. B. Dehydratation, Alkoholintoxikation oder Mischintoxikation, akute schwere kognitive Einschränkungen, Bewusstseinsstörungen, Delir, Wernicke-Enzephalopathie, WKS; bei Schwangeren außerdem Alkoholrausch, Thiamindefizite, akute Erkrankung, Obdachlosigkeit, Gewaltopferschaft) oder • Selbst- oder Fremdgefährdung (Suizidalität, aggressives Verhalten, Autofahren unter Alkoholeinfluss) und • KN1–KN3 sind nicht möglich bzw. nicht ausreichend, oder Patient weist sich eigenständig in Klinik ein
Leistungserbringer	AKH, PK
Aufgaben	
Alle Ärzte:	• Verordnung des Moduls möglichst unter Einbeziehung des Patienten und dessen Angehörigen (im Rahmen von KN1–KN3) • Bei vitaler Gefährdung immer Einweisung in internistische Abteilung mit Intensivstation • Benachrichtigung des Betreuers, falls GBE besteht • Arztbrief in Klinik • ggf. Aktualisierung des Behandlungsplans
APP/CM:	• falls Patient APP oder CM erhält: Aufgaben abhängig von Aufenthaltsdauer, Patientenwunsch und Kooperationsmöglichkeiten mit stationären Leistungserbringern • Begleitung der Entlassung (vor Entlassung möglichst ein Gesprächstermin mit Klinik: Ermittlung des poststationären Unterstützungs- und Versorgungsbedarfs sowie entsprechende Anpassung des Behandlungsplans und Abstimmung des Entlassungstermins) • Rückmeldung der APP an den p-FA und Austausch im Rahmen der Behandlungskonferenzen (KQ1) • Vermitteln eines Termins bei p-FA spätestens 1 Woche nach Entlassung, Vereinbaren eines Termins mit Patienten für spätestens ein Tag nach Entlassung
stationäre FÄ:	• Diagnostik und Akutbehandlung; bei Schwangeren mit Alkoholbehandlung umfassende Beurteilung und Behandlungsplanung • bei Verdacht auf oder bei klinisch etabliertem WKS: ggf. MRT zur Abklärung, Verdachtspatienten behandeln wie bei WKS üblich, parallel zur Thiamin-Prophylaxe auch Magnesium geben • Informationsaustausch mit ambulanten Leistungserbringern (z. B. Arztbriefe, Entlassungsplanung, ggf. Benachrichtigung des GBE und/oder ABE vor Entlassung)
Ort	Notaufnahme, somatische Abteilung des AKH (Innere, Chirurgie) oder PK
Aufwand	APP, CM: 45–90 min pro Woche
Ergebnisdokumentation	• Arztbriefe • aktueller Behandlungsplan • ggf. schriftliche Entbindung von der Schweigepflicht durch Patienten • Wartezeit Arzttermin nach Entlassung (max. eine Woche)
Implementierungshinweise	• Aufgrund der besonderen Herausforderungen und der Risiken, die mit der ambulanten Behandlung von Notfällen bzw. schweren akuten Krisen einhergehen, sollte ein stationärer Aufenthalt, zumindest kurzzeitig, der ambulanten Behandlung vorgezogen werden.

Stationäre Notfallintervention (E)	
	• Der Krisenplan des Patienten, sofern vorhanden, sollte bei den Entscheidungen berücksichtigt werden. • Zur medikamentösen Behandlung des Alkoholdelirs und Alkoholentzugssyndroms empfiehlt NICE 2010 Lorazepam, Haloperidol und Olanzapin, ggf. parenteral.
Literatur	
Leitlinien:	• *LL AUS*: 5.50–5.52; 9.13, 9.15 • *SIGN*: 4.5
weitere Literatur:	(Suchtforschungsverbund Baden-Württemberg, 2012)
Empfehlungen aus den Experteninterviews:	Tendenz zur stationären Behandlung (AG)
Anknüpfende Module	I4 und folgende

4.5 Kooperation und Qualitätssicherung (KQ)

Die KQ-Module haben das Ziel, Kooperationsstandards und QS-Maßnahmen vorzugeben. Sie beschreiben die Aufgabenverteilung zwischen den verschiedenen IV-Leistungserbringern und dem Kostenträger (z. B. einer Managementgesellschaft) und geben Hinweise auf die Implementierung von BHP in einem ambulanten IV-System, in dem Patienten mit unterschiedlichen psychischen Erkrankungen versorgt werden.

KQ1

Behandlungskonferenzen (B)	
Ziele	• Alle beteiligten Leistungserbringer sind über den Behandlungsplan bzw. notwendige Änderungen darin informiert. Behandlungen sind aufeinander abgestimmt. • Behandlungskonferenzen werden im IV-Netzwerk regelmäßig und multidisziplinär, jedoch unter Berücksichtigung zeitlicher und örtlicher Limitationen der Leistungserbringer durchgeführt.
Voraussetzungen	• patientenbezogener Koordinations- und Abstimmungsbedarf • gemeinsame Patienten
Leistungserbringer	• CM, SBS, HA, p-FA, stationäre Leistungserbringer, potenziell alle relevanten weiteren Leistungserbringer (z. B. ABE, PT)
Aufgaben	
CM:	• Einholen der Schweigepflichtentbindung bzw. Zustimmung des Patienten zum Informationsaustausch zwischen CM und jeweiligen anderen Leistungserbringern (I6) stationäre Fallkonferenzen • telefonischer Kontakt zu stationären Leistungserbringern zur Organisation der Teilnahme • bei Entlassungsplanung: Entzug (I2b), Entwöhnung (I3b) und Adaptionsbehandlung (I3c) zum Informationsaustausch und zur Koordination der ambulanten bzw. ggf. stationären Anschlussbehandlung

Behandlungskonferenzen (B)

	Hilfebedarfsplanungskonferenzen • Teilnahme und Informationsaustausch
p-FA, APP:	ambulante Behandlungskonferenzen • Organisation und Einladung weiterer Leistungserbringer (in jedem Fall APP) durch p-FA • persönliche Besprechung aller gemeinsamen Patienten spätestens einen Monat nach Aufnahme und Entlassung sowie 1-mal monatlich • Überprüfung, Anpassung und Abstimmung des Behandlungsplans • Informationsaustausch insbesondere über Patienten mit akuten, schweren Problemlagen (im Hinblick auf die Krisen- und Notfallinterventionen, KN1, KN3) • Supervision
HA, CM, SBS, Weitere:	telefonische Behandlungskonferenzen • kurze Besprechung aller gemeinsamen Patienten spätestens einen Monat nach Aufnahme und Entlassung sowie zweimonatlich initiiert durch CM • Überprüfung, Anpassung und Abstimmung des Behandlungsplans (z. B. bei Rückfällen) • Informationsaustausch
Ort	Praxisräume, telefonisch, Videokonferenzen
Aufwand	• 5–10 min pro Patient • Häufigkeit und Dauer abhängig von der Anzahl der behandelten Patienten • Organisation der Behandlungskonferenz
Ergebnisdokumentation	Konferenzprotokoll: Teilnehmer der Behandlungskonferenz, Dauer, besprochene Patienten
Implementierungshinweise	• Eine Teilnahme von am Prozess beteiligten Leistungserbringern, die nicht IV-Vertragspartner sind, ist wünschenswert. Um den organisatorischen Aufwand vertretbar zu halten, können sie voraussichtlich jedoch lediglich zu konkreten Anlässen oder in sinnvollen Abständen eingeladen werden. Eine Teilnahme könnte erleichtert werden durch eine gebündelte Besprechung der jeweiligen gemeinsamen Patienten (z. B. zu Beginn oder zum Ende der Besprechung) sowie durch flexible Ausgestaltung (z. B. telefonisch, Videokonferenz). • Sollten die stationären Leistungserbringer (stationäre Entzugs- und Entwöhnungskliniken) keine IV-Vertragspartner sein, empfiehlt sich eine Kooperationsvereinbarung, die insbesondere Regelungen zum Entlassungsmanagement umfasst (Teilnahme des CM an stationärer Behandlungskonferenz, Austausch mit HA/p-FA; KQ6). • Jeder Patient hat prinzipiell das Recht an den Behandlungskonferenzen teilzunehmen, wenn über ihn gesprochen wird. Aus Gründen der Praktikabilität erscheint eine Teilnahme an jeder Konferenz jedoch wenig realistisch. Dem Patienten sollte daher vor allem eine Teilnahme zu Beginn der Behandlung und bei besonderem Bedarf im Verlauf angeboten werden. • Für die kontinuierliche Durchführung und die Teilnahme an Behandlungskonferenzen sollte eine separate Vergütung festgelegt werden. • Bei Bedarf kann die Frequenz der Behandlungskonferenz bzw. die Dauer pro Fall erhöht werden.

Behandlungskonferenzen (B)

Literatur

Empfehlungen aus den Experteninterviews:	• Bedeutung Vergütung (AG) • Videokonferenzen

KQ2

Konsiliar-, Beratungs- und Vernetzungsarbeit (B)

Ziele	• Die Ärzte und Mitarbeiter des IV-Netzwerks etablieren gemeinsam ein tragfähiges Netz an Kooperationsbeziehungen mit Akteuren, die an der Versorgung alkoholabhängiger Patienten beteiligt sind. • Durch die Sensibilisierung und die persönliche Bekanntschaft der Akteure sowie Kooperationsvereinbarungen werden die Zuweisung der Patienten in das IV-Netzwerk und die unkomplizierte, systematische Kooperation gefördert.
Voraussetzungen	Absprachen der regionalen Netzwerk-Beteiligten, Koordination durch das Netzwerkmanagement (KQ6)
Leistungserbringer	• HA, FA, weitere IV-Leistungserbringer (z. B. SBS); Kostenträger/ Managementgesellschaft • Adressaten: nicht an IV teilnehmende Ärzte aus der Region, Betriebsärzte, PT, Kliniken, Altenhilfe, Familienhilfe, Jobcenter und andere Behörden, Selbsthilfe usw. (mögliche Kooperationspartner)
Aufgaben	
HA, p-FÄ, SBS:	• aktives Zugehen auf regionale Akteure mit dem Angebot der Beratung bzw. der Konsiliartätigkeit in Bezug auf Patienten/ Klienten mit Alkoholabhängigkeit
SBS, ggf. p-FÄ:	• Liaisondienst am AKH, d. h. regelmäßige Sprechstunden vor Ort und/oder Besuche am Patientenbett bei Patienten mit Alkoholabhängigkeit und bei Entzugspatienten (unter Beachtung des Patientenschutzes)
Ort	• meist telefonisch, mit Ausnahme des Erstkontakts • Räume der Kooperationspartner, Praxisräume
Aufwand	• Vorbereitung/Kennenlernen: pro Kooperationspartner ca. 30 min • kontinuierlich: ca. 20 min pro Woche bei etwa 10 Kooperationspartnern
Ergebnisdokumentation	• Liste bestehender Kooperationspartner • in Behandlungsdokumentation der einzelnen Patienten: Ergebnisse von Absprachen mit Kooperationspartnern (z. B. Betriebsarzt, Klinik)
Implementierungshinweise	• Kooperationen mit Akteuren, die nicht unter »Aufgaben« genannt wurden, z. B. komplementäre Anbieter, sind anzustreben, da diese mittelbar die Patientenversorgung unterstützen und die Leistungserbringer entlasten können. Bsp.: Einrichtung eines Referentenpools für SHG, Kooperation mit ambulanter Einzelfallhilfe. • Förderlich bei der Etablierung von Kooperationsbeziehungen sind verbindliche Regeln und Verfahrensweisen (z. B. zur Erreichbarkeit, Weitergabe von Informationen, Urlaubsvertretungen) sowie personelle Ressourcen bzw. Zeit für die Netzwerkpflege. • Das Engagement des Kostenträgers bei der Initiierung und Organisation der Konsiliar- und Vernetzungstätigkeiten ist unbedingt erforderlich, um die IV-Vertragspartner zu entlasten (KQ6). • Zu Vernetzung und Kooperation in Form von Schulungen, Weiterbildungen o. ä. (► KQ4)

Konsiliar-, Beratungs- und Vernetzungsarbeit (B)

	• Liaisondienst: Zur Kooperationsbeziehung mit der Klinik gehört die Festlegung von Verfahrensweisen und entsprechenden Vergütungen hinsichtlich alkoholabhängiger Patienten, denn gegenwärtiges Hauptproblem ist die Identifikation abhängiger Patienten und die fehlende Vermittlung an die Suchthilfe. Es wird z. B. empfohlen, jeden in eine Klinik neu aufgenommenen Patienten auf Alkoholmissbrauch und -abhängigkeit zu screenen. Es sollten Sprechstunden der SBS-Mitarbeiter in allen AKH und regelmäßige persönliche Kontakte zwischen SBS und AKH-Ärzten stattfinden.
Literatur	
weitere Literatur:	(Berner et al., 2007c; Braig et al., 2008; Diehl et al., 2009; Martens et al., 2011; Weissinger und Missel, 2012)
Empfehlungen aus den Experteninterviews:	• Alkoholabhängige im AKH (AG) • Angehörigen-Angebote: Gruppentreffen • Kooperation mit Betrieben und Behörden/Ämtern; Kooperation generell • »Arzthopping«

KQ3

Qualitätssicherung (B)

Ziele	• Über die Dokumentation von QI wird Transparenz hergestellt. • Patienten, Angehörige und andere Teilnehmer des Versorgungsnetzes können Anregungen und Beschwerden einreichen, die konstruktiv weiterverarbeitet werden.
Leistungserbringer	• Initiator: Kostenträger/Managementgesellschaft • Erbringer: Leistungserbringer des IV-Systems (HA-Praxis, FA-Praxis, weitere) und Kostenträger/Managementgesellschaft, Vertreter von Patienten und Angehörigen
Aufgaben	
FA, HA und weitere Leistungserbringer:	• Treffen zur Bearbeitung von Patienten- und Angehörigenanliegen sowie Beschwerden anderer Netzwerkpartner (kurzfristig), unter Beteiligung der Patienten- und Angehörigenvertreter • Dokumentation von QI: Aufklärung, Vorliegen eines Behandlungsplans, Angehörigengespräch durchgeführt, Wartezeit auf Behandlungselemente (v.a. Entzug, Entwöhnung, Psychotherapie, FA-Termin), regelmäßige Behandlungskonferenzen (KQ1), Wartezeit auf ambulante Weiterbehandlung durch Arzt oder SBS nach Klinikaufenthalt, Krankenhaustage, Abbruchquote bei ambulanter Rehabilitation u. a. • Bericht an den Kostenträger 1-mal pro Halbjahr
Netzwerkmitarbeiter/Kostenträger:	• Rückmeldung an die Leistungserbringer über QI in Form einer Benchmark-Analyse alle 6 Monate, Ansprechpartner bei Fragen und Problemen
Ort	bei den Leistungserbringern
Aufwand	Datenpflege und -aufbereitung (Tagesordnung, zu bearbeitende Beschwerden, Anfragen etc.): 2–4 h pro Quartal und Patient
Ergebnisdokumentation	• Dokumentation von Beschwerden (von Patienten, Angehörigen oder anderen Leistungsanbietern) und ggf. der Lösung (KQ6) • Dokumentation des Ergebnisses der Analyse der QI

Qualitätssicherung (B)	
Implementierungshinweise	• Ein Katalog mit QI für die IV (Wartezeiten, Behandlungskonferenzen, Kooperationsbeziehungen, systematisches und standardisiertes Beschwerdemanagement u. a.) sowie ein Leitfaden zum Aufbau und zur Umsetzung des QM sind empfehlenswert. Zu Anregungen für QI siehe unten angegebene Literatur. Die Vertreter der Patienten und Angehörigen können sich freiwillig melden oder durch Wahlverfahren bestimmt werden. • Die bei vielen Leistungsanbietern bereits implementierten spezifischen QI bzw. QS/QM-Systeme (z. B. QM der Rehabilitationskliniken) sind unabhängig von der in diesem Modul beschriebenen QS des IV-Modells beizubehalten.

Literatur

weitere Literatur:	(Großimlinghaus et al., 2013)

KQ4

Fort- und Weiterbildung (B)	
Ziele	• Die Leistungsanbieter des Versorgungsnetzes und die regionalen Kooperationspartner verfügen über einen gemeinsamen Wissensstand über die Versorgung alkoholabhängiger Patienten und entsprechende Versorgungsangebote in der Region. • Für verschiedene Akteure werden Schulungen oder Informationsveranstaltungen angeboten, die hinsichtlich des Inhalts und Umfangs der Rolle des Akteurs für das Versorgungsnetz angepasst sind. Durch diese Bildungsangebote wird die Versorgungsqualität erhöht. • Die Veranstaltungen bieten darüber hinaus Gelegenheit zum Kennenlernen und zum formellen und informellen Austausch zwischen den Professionen und Institutionen.
Voraussetzungen	Leistungsanbieter des IV-Systems oder Kooperationspartner
Leistungserbringer	• Initiator: Kostenträger/Managementgesellschaft • Dozenten: mit der Materie vertraute Experten/Sachkundige • Teilnehmer: alle Leistungserbringer des IV-Netzwerks sowie Kooperationspartner (z. B. SpDi, Betriebsärzte und betriebliche Beratungsstellen, ABE, Gruppenleiter von SHG, Vertreter der Altenhilfe, Vertreter der Behörden (z. B. Jobcenter), Vertreter der Kommune) – abhängig vom Fortbildungsthema
Aufgaben	
Kostenträger/ Managementgesellschaft:	• Organisation der Fortbildungsveranstaltungen: Festlegung der Themen (unter Berücksichtigung von Vorschlägen aus dem Teilnehmerkreis), Dozentensuche usw. • Dokumentation und Evaluation
Ort	geeignete Räume (Praxis, Klinik, andere)
Aufwand	• Organisation: 2–8 h pro Veranstaltung • ggf. Raummiete • Teilnahme an Veranstaltungen erfolgt unentgeltlich
Ergebnisdokumentation	• Teilnehmer • Inhalte • ggf. Evaluationsbögen
Implementierungshinweise	• CME-Punkte-Vergütung ist anzustreben. • Abhängig vom Thema der einzelnen Veranstaltung kann die Teilnahme auch nur für einzelne Professionen interessant sein. Es sollten jedoch regelmäßig Themen behandelt werden, die einen breiteren Teilnehmerkreis versammeln.

Fort- und Weiterbildung (B)

- Angehörige und Betroffene sollten in geeignete Veranstaltungen integriert werden.

Mögliche Fort- und Weiterbildungsinhalte:

- Besonders zu erwähnen sind die Zusatzweiterbildung »Suchtmedizinische Grundversorgung« für HÄ und FÄ, die vom Kostenträger vermittelt werden könnte, sowie die Fachweiterbildung »Sucht für APP«. Mitarbeiter der Suchthilfe sollten darin unterstützt werden, VDR-anerkannte suchttherapeutische Zusatzqualifikationen zu erwerben.
- Weiterhin: MI und Kurzinterventionen, Techniken der Gesprächsführung bei Rückfällen, psychoedukative Intervention, Community Reinforcement Approach, Frühintervention im AKH und Verfahrensweise mit alkoholabhängigen Patienten, berufsbezogene Aspekte, Suizidprävention, rechtliche Fragen in der Versorgung, Pharmakotherapie in der Rückfallprophylaxe, Telefontriage in der Notfallbehandlung (KN1–KN2), Grundlagen der Erkrankung und der Versorgung für Berufsbetreuer und Unternehmen.

Literatur

Leitlinien:
- *SIGN*: 3.1.1 u. 3.4;
- *NICE* 2011: 6.24.1.4

weitere Literatur: (Weissinger und Missel, 2012)

Empfehlungen aus den Experteninterviews:
- Schulungsbedarf Pharmakotherapie und Motivierung (AG)
- Weiterbildungsbedarf generell

KQ5

Arbeitskreis Qualitätsmanagement (B)

Ziele
Die Qualität der im Versorgungsnetz erbrachten Leistungen wird kontinuierlich überwacht und verbessert. Dazu werden die Ergebnisse der QS (KQ3) sowie allgemeine Qualitätsprobleme regelmäßig diskutiert, Verbesserungsvorschläge erarbeitet und geprüft. Längerfristig wird durch die Umsetzung dieser Vorschläge der BHP kontinuierlich optimiert und aktualisiert.

Leistungserbringer
alle beteiligten Leistungserbringer einschließlich der Kostenträger/ Managementgesellschaft, außerdem so weit wie möglich die Kooperationspartner sowie Patienten- und Angehörigenvertreter

Aufgaben

Kostenträger/ Managementgesellschaft:
- Initiierung der Wahl von Patienten- und Angehörigenvertretern
- Initiierung und Organisation des Arbeitskreises im jährlichen Abstand
- Weiterleitung der Ergebnisse und Beschlüsse an die am Versorgungsnetz Beteiligten

alle Teilnehmer:
- Analyse und Optimierung der Zusammenarbeit im ambulanten IV-Netzwerk und darüber hinaus
- Diskussion der Ergebnisse aus KQ3 und weiterer Qualitätsprobleme
- Erstellung eines Programms und eines Ergebnisprotokolls durch zuvor festgelegten verantwortlichen Leistungserbringer
- Meldung bzw. Vorschlagen von Agenda-Punkten durch alle Beteiligten an den zuvor festgelegten verantwortlichen Leistungserbringer
- Weiterleitung des Ergebnisprotokolls an den Kostenträger

Arbeitskreis Qualitätsmanagement (B)	
Ort	geeignete Räume
Aufwand	• Vorbereitung ca. 3 h, Durchführung ca. 3–6 h • ggf. Raummiete sowie Aufwandsentschädigung für Teilnahme und Teilnahmebescheinigung
Ergebnisdokumentation	• Ergebnisprotokoll • ggf. aktualisierter BHP mit entsprechender Mitteilung an alle Leistungserbringer
Implementierungshinweis	Idealerweise sollten die Arbeitskreise berufsgruppenübergreifend stattfinden. Die Ergebnisse sollten im Anschluss an die Veranstaltung zeitnah an alle Beteiligten verschickt werden. Auf Veränderungen im BHP sollte ggf. besonders hingewiesen werden. Für Akteure, die nicht unmittelbar zum Versorgungsnetz gehören, könnte eine Kurzversion erstellt werden, die lediglich Rückmeldungen über einzelne relevante Ergebnisse gibt und nicht über alle weiter in die Versorgungsverträge hineinreichenden Details, ähnlich einem Newsletter.

KQ6

Netzwerkaufgaben (B)	
Ziele	• Die Vertragspartner des Versorgungsnetzes werden in ihren Konsiliar- und Kooperationsaufgaben unterstützt und kontinuierlich weitergebildet. • Alle Leistungserbringer des Versorgungsnetzes sind über regionale Angebote, die Unterstützung für alkoholabhängige Patienten anbieten, informiert. Die regionalen Akteure sind über die Arbeit des IV-Netzwerks informiert und kennen mögliche Ansprechpartner. • Kontakte zu Kooperationspartnern und regionalen Kostenträgern (Rentenversicherung, Krankenversicherung) werden auf der Leitungsebene hergestellt und gepflegt, um Transparenz und Unterstützungsbereitschaft zu steigern.
Leistungserbringer	Kostenträger/Managementgesellschaft
Aufgaben	• Unterstützung der IV-Leistungserbringer innerhalb des Moduls »Konsiliar- und Vernetzungsarbeit« (KQ2) • Erstellung von Kooperationsvereinbarungen und -verträgen mit regionalen Akteuren außerhalb des IV-Netzes • kontinuierliche Betreuung der IV-Leistungserbringer und der regionalen Kooperationspartner • Abstimmung mit regionaler Suchthilfe und gemeindepsychiatrischen Verbünden • Erstellung eines Verzeichnisses regionaler Leistungserbringer (medizinische, Rehabilitation, komplementäre etc.) und regelmäßige Aktualisierung von Kontaktdaten, Sprechzeiten, ggf. Spezialisierungen • Aushändigen der Broschüren an IV-Leistungserbringer (p-FA, APP, PT) und evtl. Kooperationspartner • regelmäßige Aktualisierung dieser Informationen (Bereitstellung neuer Versionen über IT-System, Internet oder per E-Mail möglich) • Klärung von rechtlichen Aspekten (z. B. Verantwortlichkeit und Haftung der Leistungserbringer) • Organisation von Weiterbildungen und ggf. des Arbeitskreises QS (KQ4, KQ5) • Aushändigen von unabhängigen Patienten- und Angehörigeninformationen (A4) an alle p-FA- und HA-Praxen • Kontaktpflege zu Kostenträgern (KK, DRV, Kommune/Land u. a.), z. B. Einladung zu Veranstaltungen im Rahmen von KQ4

Netzwerkaufgaben (B)	
Aufwand	• abhängig von den regionalen Gegebenheiten und den bereits vorliegenden Informationen • erstmalig: für Erstellung des Verzeichnisses und anderer Materialien 40 h, ansonsten unbestimmt • fortwährend: halbjährlich 4 h für Prüfung der Informationsmaterialien
Ergebnisdokumentation	• Informationsbroschüre regionaler Leistungsanbieter • weitere Ergebnisse: ► KQ2 und KQ4
Implementierungshinweise	• Empfohlene Inhalte der Informationsbroschüre: • fremdsprachige Angebote für Patienten mit Migrationshintergrund • Angebote für Kinder alkoholabhängiger Eltern
Literatur	
Empfehlungen aus den Experteninterviews:	regionale Vernetzung

5 Implementierungshinweise

Der vorliegende BHP stellt einen neu entwickelten Versorgungsablauf für Menschen mit einer Alkoholabhängigkeit dar. Er ist der erste BHP für die ambulante Versorgung von alkoholabhängigen Patienten unter Einbeziehung von HÄ, p-FÄ und weiteren Akteuren im Rahmen der IV. Seine Bedeutung für die Versorgungspraxis liegt zum einen darin, dass er eine Implementierungshilfe für vorhandene Leitlinien sein soll. Er kann also ein Beitrag sein, evidenzbasierte diagnostische, therapeutische und pflegerische Versorgungsleistungen in die ambulante Versorgungspraxis zu integrieren. So können nicht nur derzeitig bestehende Versorgungsdefizite verringert, sondern auch der Transfer von wissenschaftlichen Erkenntnissen in die Praxis und somit die Versorgungsqualität gefördert werden. Zum anderen soll der BHP Vertragsverhandlungen zwischen Gesundheitseinrichtungen und Krankenkassen im Rahmen der Integrierten Versorgung nach § 140a-d SGB V anstoßen und Grundlage für die Ausgestaltung einer transsektoralen Zusammenarbeit sein. Qualitativ hochwertige BHP zur Verfügung zu stellen ist folglich ein wichtiges Ziel, wenn es Versorgungsdefizite und ineffiziente Versorgungsabläufe abzubauen gilt.

Strukturelle Rahmenbedingungen

Bei der Umsetzung der im BHP empfohlenen strukturellen Veränderungen und neuen Abläufe in die Versorgungspraxis sind zahlreiche Hürden zu überwinden. Eine davon ist das Festhalten an bisherigen Routinen: Versorgungseinrichtungen und Akteure halten sich an »traditionelle« einrichtungsinterne Abläufe und bekannte Verhaltensweisen, sodass die Einführung neuer Abläufe geplant werden und schrittweise erfolgen sollte. Eine weitere Hürde ist der zumindest anfänglich höhere Zeit-, Kosten- und Personalaufwand (Sens et al., 2009). Der Zeitaufwand resultiert nicht nur aus der sorgfältigen Durchführung der Interventionen selbst, sondern auch aus der Dokumentation, Administration und Kooperation mit anderen Versorgungspartnern (Kissling, 2008).

Organisatorische und zeitliche Barrieren

Gerade bei dem komplexen Krankheitsbild Alkoholabhängigkeit ist ein kontinuierlicher interprofessioneller Austausch notwendig, um die Erkrankung in all ihren Aspekten zu behandeln. Im BHP ist daher die Einbindung u. a. von HÄ, p-FÄ, Sozialarbeitern, Suchttherapeuten, Psychologen und Pflegekräften vorgesehen. Ein erhöhter Zeitaufwand durch Absprachen und Fallkonferenzen kann schnell zu einer zusätzlichen Belastung im Praxisalltag werden (Amelung, Eble, und Hildebrandt, 2011).

Der hohe Kooperations- und Dokumentationsbedarf steht im Konflikt mit dem Zeitmangel, der hohen Auslastung und dem wachsenden administrativen Aufwand, den viele Ärzte und Mitarbeiter aus dem psychosozialen, psychotherapeutischen und pflegerischen Bereich ohnedies beklagen. Allerdings zeigt die Versorgungsanalyse, dass Kooperation und fachlicher Austausch zu einer höheren Arbeitszufriedenheit und besseren Patientenversorgung führen könnten. Die Begründung hierfür liege in dem Gefühl der gemeinsam geteilten Verantwortung, das entlastend in der Arbeit mit Alkoholkranken wirke [HA; ABE; FA; SBS2].

Eine Möglichkeit, den Aufwand für Kooperation und Dokumentation zu minimieren, wäre die Einführung eines gemeinsamen Informations- und Dokumentationssystems. So könnten Informationen strukturiert gespeichert und flexibel und leistungsanbieterübergreifend genutzt werden (Hänsch und Fleck, 2005). Hierbei muss jedoch sichergestellt sein, dass die datenschutzrechtlichen Bestimmungen im Interesse des Patienten eingehalten werden. Ein weiterer Lösungsansatz zur Unterstützung der Leistungserbringer ist die Übernahme organisatorischer Aufgaben durch eine spezielle Managementgesellschaft (Amelung et al., 2011). Diese würde dann z. B. Aufgaben rund um die interne Kooperation, Netzwerkaufgaben, die Organisation von Weiterbildungsangeboten sowie Vertragsverhandlungen mit Kostenträgern und Leistungserbringern übernehmen (Amelung et al., 2011). Wünschenswert wäre weiterhin, durch Kooperationsverträge o.ä., den Austausch und die Zusammenarbeit auch mit Leistungser-

Managementgesellschaften

bringern aus dem komplementären Sektor, die nicht direkt in einen IV-Vertrag eingeschlossen werden können, verlässlich und flüssig zu gestalten.

Hinsichtlich der Finanzierung zeigt die Nutzen-Kosten-Rechnung des Weiteren ein ungünstiges Verhältnis. Eine engmaschige und kontinuierliche Versorgung, wie sie der BHP forciert, erscheint finanziell vorerst, d. h. unter den derzeitigen Rahmenbedingungen, nicht lohnenswert. Eine diesbezügliche Herausforderung wird daher sein, eine ausreichende Finanzierung der im BHP empfohlenen Leistungen einschließlich des Aufwands für Kooperation, Dokumentation und Administration zu erreichen. Derlei Kosten sollten realistisch und transparent kalkuliert werden und müssen, um einen BHP erfolgreich zu implementieren, durch die verhandelten Vergütungen abgedeckt werden (Kissling, 2008). Gezielte monetäre Anreize für pfadtreues Verhalten verstärken die Bereitschaft der Adressaten zur Übernahme und Anwendung der Modulinhalte (Koitka, 2010).

Zudem sind klare und möglichst einheitliche vertragliche Regelungen wichtig. Der Gesetzgeber macht zur Integrierten Versorgung in §140a-d SGB V nur vage Vorgaben bezüglich der Definition eines IV-Systems und der Art der Umsetzung. Die Vertragspartner sind daher bei der Ausgestaltung und Implementierung des Integrierten Versorgungssystems eigenverantwortlich (Kissling, 2008). Ein häufiges Phänomen in der Praxis ist, dass über ein- und dasselbe Versorgungsprogramm bzw. dieselbe Zielgruppe mit verschiedenen Krankenkassen unterschiedliche Verträge ausgehandelt werden. Für die Leistungserbringer werden dann die jeweiligen Festlegungen zu Inhalten und Organisation ihrer Leistungen schnell unübersichtlich. Ferner sind Patienten, mit deren Krankenkassen kein Vertrag besteht, von der Integrierten Versorgung ausgeschlossen. Solange IV zumeist lediglich regional und kassenspezifisch etabliert wird, besteht die Gefahr einer weiteren Fragmentierung des Gesundheitssystems (Hemdenkreis, 2011).

Die Implementierung des vorliegenden BHP setzt außerdem als strukturelle Änderung voraus, dass die APP bei Alkoholabhängigkeit prinzipiell verordnungsfähig wird. APP als aufsuchende Leistung stellt eine wichtige Alternative zu der traditionellen Komm-Struktur der Suchthilfe dar, von der gerade chronisch erkrankte, von Folgeschäden betroffene und komorbide Patienten mit Pflegebedarf profitieren könnten.

Eine weitere Bedingung für die Pfadimplementierung ist die Qualifizierung der beteiligten Leistungsanbieter. So verlangt die fachpflegerische Betreuung von alkoholabhängigen Menschen eine Reihe von Kompetenzen und Fertigkeiten, die ohne die Fachweiterbildung »Sucht und Pflege« nicht gewährleistet sind (Münzel und Klos, 2012). Für die APP ergibt sich hieraus eine Entwicklungs- bzw. Ausbildungsnotwendigkeit, um eine qualitativ gute ambulante Versorgung sicherzustellen (Münzel und Klos, 2012). Auch für HÄ erscheinen speziell zugeschnittene Fortbildungsinhalte insbesondere zur Erkennung und Thematisierung einer Alkoholabhängigkeit sowie zur Motivationsarbeit sinnvoll.

Damit der BHP Eingang in die Versorgungspraxis findet, ist eine Strategie zur Dissemination, ähnlich wie sie aus der Implementierung von Leitlinien bekannt ist, erforderlich (Koitka, 2010). BHP sollten allen relevanten Berufsgruppen zur Verfügung gestellt und möglichst breit präsentiert werden. Interessierte Anwender sollten ausführliche Erläuterungen und Schulungen erhalten können. Die Dissemination kann weiterhin durch spezielle Anwenderversionen, z. B. elektronisch und als Kurzfassung, gefördert werden sowie durch Veröffentlichungen, Vorträge, lokale Netzwerktreffen und Fortbildungsveranstaltungen. Fortbildungen und auch Balintgruppen bieten eine Möglichkeit zur praktischen Einführung der BHP in gegebene Strukturen (Sens et al., 2009).

Jeder BHP ist letztlich nur dann dauerhaft tragfähig, wenn durch ihn ein nachgewiesener Mehrwert entsteht (Amelung et al., 2011). Daher sollte der BHP bei der Implementierung begleitet und evaluiert werden. Mögliche Schwachstellen können so aufgedeckt und geeignete Modifikationen vorgenommen werden. Um die Schwachstellen zu beheben, sind in einem zweiten Schritt dementsprechende Pfadmodellierungen vorzunehmen (Amelung et al., 2011; Sens et al., 2009).

6 Ausblick

Laut Amelung (Amelung, 2012) wird die Effektivität des gesamten Gesundheitssystems zunehmend darauf basieren, wie die Versorgung von Patienten mit komplexen Erkrankungen organisiert sein wird. Verträge zur IV könnten Defizite in diesen Bereichen reduzieren. Solche Projekte könnten jedoch nur etabliert werden, wenn sowohl Kostenträger als auch Leistungserbringer und Patienten von den medizinischen und ökonomischen Vorteilen überzeugt seien. Wir empfehlen daher zum einen, den BHP als ein sich entwickelndes lernendes System aufzufassen, das neue Erkenntnisse im Praxistest prüft und ggf. integriert, und zum anderen die Durchführung einer umfassenden Evaluationsstudie.

Angesichts der zuvor angesprochenen Implementierungshürden liegt eine Pilotphase, in der der Pfad hinsichtlich Akzeptanz und Praktikabilität erprobt wird, nahe. Insbesondere von der Regelversorgung abweichende Elemente (z. B. MI, Behandlungskonferenzen) sollten geprüft werden. Die Einführung notwendiger Implementierungshilfen bzw. die Modifikation von Pfadelementen wären mögliche Konsequenzen. Neben der Berücksichtigung dieser praktischen Erfahrungen gilt es, ebenso die aktuell verfügbare Evidenz aufzugreifen. Allen voran sollte die S3-»Leitlinie zum Screening, der Diagnostik und der Therapie alkoholbezogener Störungen« (Mann und Hoch, 2011), die momentan von der Deutschen Gesellschaft für Suchtforschung und -therapie e.V. (DG-Sucht) und der Deutschen Gesellschaft für Psychiatrie, Psychotherapie und Nervenheilkunde (DGPPN) entwickelt wird, nach Erscheinen eingearbeitet werden. Modulinhalte sollten auf dieser Grundlage überarbeitet, ergänzt (z. B. Verweis auf die Leitlinienversion für Betroffene in der Aufklärung) bzw. entsprechend der vergebenen Empfehlungsklassen gewichtet werden.

Nach Abschluss der Pilotphase sollte der BHP umfassender evaluiert werden. Ein Grund, weshalb viele IV-Projekte in ihrer Verbreitung begrenzt geblieben sind, liegt in der fehlenden Wirksamkeitsprüfung, die für IV-Verträge im Gegensatz zu DMPs nicht vorgeschrieben wird (s. Amelung und Wolf, 2013). Zur Vergleichbarkeit der Studien sollten einheitliche Standards eingehalten werden. Bei der Auswahl von Outcomekriterien empfehlen wir daher die Orientierung an aktuellen indikationsspezifischen QI, die ebenfalls für die fortlaufende QS eingesetzt werden können. Ein Set von zehn QI für die Versorgung von Patienten mit Alkoholabhängigkeit wurde 2013 von der DGPPN veröffentlicht (Großimlinghaus et al., 2013). Viele der darin aufgeführten Inhalte wie die Diagnostik anhand validierter Instrumente (z. B. AUDIT), die Durchführung motivierender Gesprächsinterventionen, die Anregung zur Teilnahme an weiterführenden Angeboten wie SHG oder Maßnahmen zur Teilhabe am Arbeitsleben und die Kontinuität der Behandlung über Sektoren hinaus werden durch den BHP adressiert. Da die DGPPN-Indikatoren jedoch vorrangig auf die Prozessqualität abzielen, sollten Struktur- und vor allem Ergebnisindikatoren ergänzt werden. Letztlich kann nur die Verbreitung von Erkenntnissen aus einer kontrollierten Studie, in der Regelversorgung und Anwendung des BHP verglichen werden, Transparenz und damit eine Entscheidungsgrundlage für Patienten, Leistungserbringer und Kostenträger schaffen.

S3-»Leitlinie zum Screening, der Diagnostik und der Therapie alkoholbezogener Störungen«

Literaturverzeichnis

Amelung, V. E., Eble, S., und Hildebrandt, H. (2011). *Innovatives Versorgungsmanagement: Neue Versorgungsformen auf dem Prüfstand* (1st ed.). Berlin: MWV Medizinische Wissenschaftliche Verlagsgesellschaft.

Amelung, V. E., und Wolf, S. (2013). Erfolgskriterien für die indikationsbezogene Integrierte Versorgung. *Public Health Forum*, *21*(1), 15.e1.

Amelung, V. W. S., und. Hildebrandt, H. (2012). Integrated care in Germany – a stony but necessary road! *International Journal Of Integrated Care*, *12*(1).

Banger, M., Paternoga, D., und Hotz, P. (2007). Der Case Managementansatz bei chronisch Alkoholabhängigen als Einstieg in die Integrierte Versorgung nach §§ 140 ff SGB V. *Suchttherapie*, *8*(4), 164–169.

Bauer, U., und Hasenöhrl, A. (2000). Therapieerfolg Alkoholabhängiger nach qualifizierter Entzugsbehandlung und konventioneller Entgiftung (vergleichende 28-Monats-Katamnese). *Sucht*, *46*(4), 250–259.

Baumeister, S. E., Meyer, C., Carreon, D., Freyer, J., Rumpf, H.-J., Hapke, U., John, U., und Alte, D. (2006). Alcohol consumption and health-services utilization in Germany. *Journal of studies on alcohol*, *67*(3), 429–435.

Baune, B. T., Mikolajczyk, R. T., Reymann, G., Duesterhaus, A., Fleck, S., Kratz, H., und Sundermann, U. (2005). A 6-months assessment of the alcohol-related clinical burden at emergency rooms (ERs) in 11 acute care hospitals of an urban area in Germany. *BMC health services research*, *5*, 73.

Bernardy, K., Klose, P., Üçeyler, N., Kopp, I., und Häuser, W. (2008). Methodische Grundlagen für die Entwicklung der Leitlinienempfehlungen (Methodenreport). *Der Schmerz*, *22*(3), 244–254.

Berner, M. M., Härter, M., Kriston, L., Lohmann, M., Ruf, D., Lorenz, G., und Mundle, G. (2007a). Detection and management of alcohol use disorders in German primary care influenced by non-clinical factors. *Alcohol and Alcoholism*, *42*(4), 308–316.

Berner, M. M., Härter, M., Zeidler, C., Kriston, L., und Mundle, G. (2006a). German general practitioners' perceived role in the management of alcohol use disorders: responsible but undertrained. *Primary Care und Community Psychiatry*, *11*(1), 29–35.

Berner, M. M., Langlotz, M., Kriston, L., und Härter, M. (2007b). Diagnostik und Behandlung alkoholbezogener Störungen. Ergebnisse einer repräsentativen Umfrage in psychiatrischen und psychotherapeutischen Praxen. *Fortschritte der Neurologie · Psychiatrie*, *75*(1), 18–25.

Berner, M. M., Mundle, G., Härter, M., Habbig S., Bermejo, I., und Bentele, M. (2004a). *Ambulantes Qualitätsmanagement alkoholbezogener Störungen in der hausärztlichen Versorgung – Disseminierung und Transfer in die Routineversorgung (AQAH): Teilprojekt 3 des Suchtforschungsverbundes Baden-Württemberg; Abschlussbericht der zweiten Förderphase 01.11.2004 - 30.09.2008: Diagnostik und Behandlungsempfehlungen*. Abgerufen: http://www.alkohol-leitlinie.de/material/Leitlinie.pdf

Berner, M. M., Mundle, G., Härter, M., und Lorenz, G. (2004b). Möglichkeiten der Frühintervention bei alkoholbezogenen Störungen in der hausärztlichen Praxis. *Suchttherapie*, *5*(2), 70–75.

Berner, M. M., Ruf, D., und Härter, M. (2007c). Diagnostik und Behandlung alkoholbezogener Störungen – Ergebnisse einer repräsentativen Umfrage in Suchtberatungsstellen. *Fortschritte der Neurologie · Psychiatrie*, *75*(2), 91–99.

Berner, M. M., Zeidler, C., Kriston, L., Mundle, G., Lorenz, G., und Härter, M. (2006b). Diagnostik und Behandlung alkoholbezogener Störungen [Diagnostik und Behandlung alkoholbezogener Störungen – Ergebnisse einer Umfrage in hausärztlichen Praxen]. *Fortschritte der Neurologie · Psychiatrie*, *74*(3), 157–164.

Bischof, G., Rumpf, H.-J., Meyer, C., Hapke, U., und John, U. (2004). Inanspruchnahme medizinischer Versorgung bei Rauchern und riskant Alkohol konsumierenden Personen: Ergebnisse einer repräsentativen Bevölkerungsstudie [Inanspruchnahme medizinischer Versorgung bei Rauchern und riskant Alkohol konsumierenden Personen: Ergebnisse einer repräsentativen Bevölkerungsstudie. *Gesundheitswesen (Bundesverband der Ärzte des Öffentlichen Gesundheitsdienstes [Germany])*, *66*(2), 114–120.

Bloomfield, K., Kraus, L., und Soyka, M. (2008). *Alkoholkonsum und alkoholbezogene Störungen*. *Gesundheitsberichterstattung des Bundes: Vol. 40*. Berlin: Robert-Koch-Institut.

Braig, S., Beutel, M., Toepler, E., und Peter, R. (2008). Client satisfaction with substance abuse treatment. Baseline results from the IQMS study conducted in seven counselling centres. *International Journal of Public Health*, *53*(2), 104–110.

Braune, N. J., Schröder, J., Gruschka, P., Daecke, K., und Pantel, J. (2008). Determinanten eines Therapieabbruchs während der stationären qualifizierten Entgiftungsbehandlung bei Patienten mit Alkohol- und Drogenabhängigkeit. *Fortschritte der Neurologie · Psychiatrie*, 76(4), 217–224.

Bundesministerium für Gesundheit. (2012). *Drogen- und Suchtbericht.*

Busch, F., Mobasheri, A., Shayan, P., Lueders, C., Stahlmann, R., und Shakibaei, M. (2012). Resveratrol Modulates Interleukin-1-induced Phosphatidylinositol 3-Kinase and Nuclear Factor B Signaling Pathways in Human Tenocytes. *JOURNAL OF BIOLOGICAL CHEMISTRY*, 287(45), 38050–38063.

Center for Substance Abuse Treatment. (1998). *Comprehensive Case Management for Substance Abuse Treatment. Treatment Improvement Protocol (TIP) Series: Vol. 27.* Rockville.

Coder, B., Freyer-Adam, J., Bischof, G., Pockrandt, C., Hartmann, B., Rumpf, H.-J., John, U., und Hapke, U. (2008). Alcohol problem drinking among general hospital inpatients in northeastern Germany. *General hospital psychiatry*, 30(2), 147–154.

Coder, B., Röske, K., Ulbricht, S., Doese, D., John, U., Meyer, C., und Hapke, U. (2007). Die Kooperation niedergelassener Ärzte mit den Schwerpunktpraxen »Sucht« in Mecklenburg-Vorpommern. *Psychiatrische Praxis*, 34(6), 283–288.

Comer, R. J. (2001). *Klinische Psychologie* (2. dt. Auflage). Heidelberg: Spektrum Akademischer Verlag.

Deutsche Rentenversicherung Bund. (2011). *Reha-Therapiestandards Alkoholabhängigkeit: Leitlinie für die medizinische Rehabilitation der Rentenversicherung.* Abgerufen: http://www.deutsche-rentenver sicherung.de/cae/servlet/contentblob/207066/publicationFile/51275/ll_alkohol_download.pdf;jsessio nid=40B7959AF494D29850BBB2E2B2FD906B.cae03

Diehl, A., und Mann, K. (2005). Früherkennung von Alkoholabhängigkeit: Probleme identifizieren und intervenieren. *Deutsches Ärzteblatt International*, 102(33), A 2245–2250.

Diehl, A., Nakovics, H., Croissant, B., Reinhard, I., Kiefer, F., und Mann, K. (2009). Consultation-liaison psychiatry in general hospitals: improvement in physicians' detection rates of alcohol use disorders. *Psychosomatics*, 50(6), 599–604.

Ferri, M., Amato, L., und Davoli, M. (2006). Alcoholics Anonymous and other 12-step programmes for alcohol dependence. *Cochrane Database of Systematic Reviews (Online)*, (3).

Fleischmann, H. (2002). Positionspapier »Krankenhausbehandlung Alkoholkranker« Hier: Qualifizierte Entzugsbehandlung. *SUCHT - Zeitschrift für Wissenschaft und Praxis*, 48(6), 462–475.

Freyer-Adam, J., Coder, B., Bischof, G., Baumeister, S. E., Rumpf, H.-J., John, U., und Hapke, U. (2008). Predicting utilization of formal and informal help among general hospital inpatients with alcohol use disorders. *International journal of methods in psychiatric research*, 17 Suppl 1, 70–73.

Gammeter, R. (2002). Psychiatrische Begleiterkrankungen bei Alkoholabhängigkeit. *Swiss Medical Forum*, 2(23), 562–566.

Geyer, D., Batra, A., Beutel, M., Funke, W., Görlich, P., Günthner, A., Hutschenreuter, U., Küfner, H., Mann, K., Möllmann, C., Müller-Fahrnow, W., Müller-Mohnssen, M., Soyka, M., Spyra, K., Stetter, F., Veltrup, C., Wiesbeck, G. A., und Schmidt, L. G. (2006). AMWF Leitlinie: Postakutbehandlung alkoholbezogener Störungen. *SUCHT - Zeitschrift für Wissenschaft und Praxis / Journal of Addiction Research and Practice*, 52(1), 8–34.

Glöckner-Rist, A., und Rist, F. (Eds.). (2010). *Elektronisches Handbuch zu Erhebungsinstrumenten im Suchtbereich (EHES)* (Version 4.00). Bonn: GESIS.

Großimlinghaus, I., Falkai, P., Gaebel, W., Janssen, B., Reich-Erkelenz, D., Wobrock, T., und Zielasek, J. (2013). Entwicklungsprozess der DGPPN-Qualitätsindikatoren. *Der Nervenarzt*, 84(3), 350–365.

Hänsch, H., und Fleck, E. (2005). Vernetzung und integrierte Versorgung. *Bundesgesundheitsblatt, Gesundheitsforschung, Gesundheitsschutz*, 2005(48 (7)), 755–760.

Hapke, U., Röske, K., Riedel, J., Doese, D., und John, U. (2005). Schwerpunktpraxen »Sucht« in Mecklenburg-Vorpommern: Evaluation eines neuen Versorgungsbausteins. *Schriftenreihe des Fachverbandes Sucht e.V., NEULAND Geesthacht.*

Hemdenkreis, B. (2011). Ambulante psychiatrische Pflege (APP) im deutschsprachigen Raum. *Psychiatrische Pflege*, 2011(17), 130–132.

Henkel, D., und Grünbeck, P. (2005). Entwicklung der Arbeitslosenquote in der Suchtrehabilitation und Verlauf der beruflichen Integration Alkoholabhängiger vor und nach der Rehabilitation: Eine Auswertung von Routinedaten der Rentenversicherungen. *Suchttherapie*, 6(4), 155.

Hesse, M., Vanderplasschen, W., Rapp, R., Broekaert, E., und Fridell, M. (2007). Case management for persons with substance use disorders. *Cochrane Database of Systematic Reviews (Online)*, (4).

Hillemacher, T., und Bleich, S. (2008). Zukünftige Herausforderungen in der Versorgung alkoholabhängiger Patienten. *Fortschritte der Neurologie · Psychiatrie*, 76(2), 67–68.

Hintz, T., und Mann, K. (2006). Co-occurring disorders: Policy and practice in Germany. *AMERICAN JOURNAL ON ADDICTIONS*, 15(4), 261–267.

Hintz, T., Schmidt, G., Reuter-Merklein, A., Nakovics, H., und Mann, K. (2005). Qualifizierter ambulanter Alkoholentzug: Enge Kooperation zwischen Hausarzt und psychosozialer Beratungsstelle – Ergebnisse eines Modellprojektes. *Deutsches Ärzteblatt International*, 4(6), 273–277.

Hoff, T., und Klein, M. (2010). Riskanter und abhängiger Alkoholkonsum bei älteren Menschen: Prävalenz, Versorgungsstruktur und Behandlungsansätze – Ein Überblick zum Stand der Forschung. *Verhaltenstherapie und Psychosoziale Praxis*, 42(3), 661–675.

Horak, M., und Soyka, M. (2004). Motivationale Psychotherapie in der ambulanten Entgiftung. *Psychotherapie Psychosomatik Medizinische Psychologie, 9*(9), 106–110.

John, U., Hapke, U., Rumpf, H.-J., und Schumann, A. (2001). Entwicklung und Testgüte der Skala zur Erfassung der Schwere der Alkoholabhängigkeit (SESA). *SUCHT - Zeitschrift für Wissenschaft und Praxis, 47*(6), 414–420.

Kiefer, F., und Mann, K. (2007). Evidence-based treatment of alcoholism: Evidenzbasierte Behandlung der Alkoholabhängigkeit. *Der Nervenarzt, 78*(11), 1321–1329.

Kissling, W. (2008). Das »Münchner Modell«: Krankenkassen finanzieren Compliance-Programme. *Psychoneuro, 2008*(34 (9)), 410–415.

Klos, H. (2012). Pflege von Menschen mit Suchterkrankungen. *Psych. Pflege Heute, 18*(4), 218–221.

Köhler, J., Grünbeck, P., und Soyka, M. (2007). Entwöhnungstherapie bei Alkoholabhängigkeit – Inanspruchnahme, Dauer und sozialmedizinischer Verlauf: Aktuelle Ergebnisse und Perspektiven aus der Sicht des Rentenversicherungsträgers. *Der Nervenarzt, 78*(5), 536–546.

Koitka, C. (2010). *Implementierung und Wirksamkeit Klinischer Behandlungspfade.* Dissertation. Abgerufen: http://miami.uni-muenster.de/servlets/DerivateServlet/Derivate-5405/diss_koitka.pdf, [07. 08.2013].

Körkel, J. (2002). Kontrolliertes Trinken: Eine Übersicht. *Suchttherapie, 3*(2), 87–96.

Körkel, J. (2005). Pro und Kontra: Kontrolliertes Trinken als sinnvolle und notwendige Behandlungsoption: Pro. *Psychiatrische Praxis, 32*(7), 324–326.

Körkel, J. (2012). 30 Jahre Motivational Interviewing: Eine Übersicht und Standortbestimmung. *Suchttherapie, 13*(3), 108–118.

Krampe, H., und Ehrenreich, H. (2010). Supervised disulfiram as adjunct to psychotherapy in alcoholism treatment. *Current Pharmaceutical Design, 16*(19), 2076–2090.

Krampe, H., Stawicki, S., Hoehe, M. R., und Ehrenreich, H. (2007). Outpatient Long-term Intensive Therapy for Alcoholics (OLITA): a successful biopsychosocial approach to the treatment of alcoholism. *Dialogues in Clinical Neuroscience, 9*(4), 399–412.

Krannich, D., Grothues, J., und Rumpf, H.-J. (2006). Einstellungen von Hausärzten zum Thema Frühinterventionen bei Alkoholproblemen. *SUCHT - Zeitschrift für Wissenschaft und Praxis, 52*(2), 133–139.

Kuckartz, U. (2007). *Qualitative Evaluation: Der Einstieg in die Praxis.* Wiesbaden: VS Verlag für Sozialwissenschaften | GWV Fachverlage GmbH Wiesbaden.

Kuhlmann, T. (2006). Anmerkungen zur Leitlinienentwicklung und deren Bedeutung für die Suchthilfe. *SUCHT - Zeitschrift für Wissenschaft und Praxis, 52*(5), 334–336.

Kuhlmann, T., Summa-Lehmann, P., Reymann, G., und Marcea, J. T. (2001). Anforderungen an eine qualifizierte Akutbehandlung Alkoholabhängiger in NRW. *Suchttherapie, 2*(2), 93–97.

Lau, K., Freyer-Adam, J., Gaertner, B., Rumpf, H.-J., John, U., und Hapke, U. (2010). Motivation to change risky drinking and motivation to seek help for alcohol risk drinking among general hospital inpatients with problem drinking and alcohol-related diseases. *General hospital psychiatry, 32*(1), 86–93.

Lieb, B., Rosien, M., Bonnet, U., und Scherbaum, N. (2008). Alkoholbezogene Störungen im Alter – Aktueller Stand zu Diagnostik und Therapie. *Fortschritte der Neurologie · Psychiatrie, 76*(2), 75–83.

Mann, K., und Hoch, E. (2011). Die interdisziplinäre S3–Leitlinie »Screening, Diagnostik und Akutbehandlung alkoholbezogener Störungen«. *Suchttherapie, 12*(S 01).

Mann, K., Lemenager, T., Hoffmann, S., Reinhard, I., Hermann, D., Batra, A., Berner, M., Wodarz, N., Heinz, A., Smolka, M. N., Zimmermann, U. S., Wellek, S., Kiefer, F., und Anton, R. F. (2012). Results of a double-blind, placebo-controlled pharmacotherapy trial in alcoholism conducted in Germany and comparison with the US COMBINE study. *Addiction biology.*

Martens, M., Schütze, C., Buth, S., und Neumann-Runde, E. (2011). *Ambulante Suchthilfe in Hamburg: Statusbericht 2010 der Hamburger Basisdokumentation.* Abgerufen: http://www.bado.de/dokumente/2010/BADO-Statusbericht-2010_www.pdf

Max-Planck-Institut für Experimentelle Medizin. *ALITA – Ambulante Langzeit-Intensivtherapie für Alkoholkranke.* Abgerufen: http://www.alita-olita.de/de/index_de.html

Mayring, P. (2010). *Qualitative Inhaltsanalyse: Grundlagen und Techniken* (11. aktualisierte und überarbeitete Auflage). Weinheim und Basel: Beltz Verlag.

Mundle G., Banger, M., Mugele, B., Stetter, F., Soyka, M., Veltrup, C., und Schmidt, L. G. (2003). AWMF-Behandlungsleitlinie: Akutbehandlung alkoholbezogener Störungen. *SUCHT - Zeitschrift für Wissenschaft und Praxis / Journal of Addiction Research and Practice, 49*(3), 147–167.

Münzel, B., und Klos, H. (2012). Pflege von Menschen mit Suchterkrankungen. *Psychiatrische Pflege Heute, 2012*(18), 218–221.

National Collaborating Centre for Mental Health. (2011). *Alcohol-use disorders: Diagnosis, assessment and management of harmful drinking and alcohol dependence.* National Clinical Practice Guideline 115. London: British Psychological Society/Royal College of Psychiatrists.

Perkonigg, A., Settele, A., Pfister, H., Höfler, M., Fröhlich, C., Zimmermann, P., Lieb, R., und Wittchen, H.-U. (2006). Where have they been? Service use of regular substance users with and without abuse and dependence. *SOCIAL PSYCHIATRY AND PSYCHIATRIC EPIDEMIOLOGY, 41*(6), 470–479.

Philpot, M., Pearson, N., Petratou, V., Dayanandan, R., Silverman, M., und Marshall, J. (2003). Screening for problem drinking in older people referred to a mental health service: a comparison of CAGE and AUDIT. *Aging und Mental Health*, 7(3), 171–175.

Proude, E., Lopatko, O., Linzteris, N., und Haber, P. (2009). *Guidelines for the Treatment of Alcohol Problems*. Abgerufen: http://www.alcohol.gov.au/internet/alcohol/publishing.nsf/Content/877AC32A7ADD8AEECA2576C00007B5C7/$File/evid.pdf

Rehm, J., und Greenfield, T. K. (2008). Public alcohol policy: Current directions and new opportunities. *CLINICAL PHARMACOLOGY und THERAPEUTICS*, 83(4), 640–643.

Reinert, D. F., und Allen, J. P. (2007). The Alcohol Use Disorders Identification Test: An Update of Research Findings. *Alcoholism: Clinical and Experimental Research*, 31(2), 185–199.

Reymann, G., und Preising, M. (2003). Rahmenkonzept für die stationäre qualifizierte Entzugsbehandlung alkoholkranker Menschen in Nordrhein-Westfalen. *Versicherungsmedizin*, 55(1), 27–32.

Robert Koch Institut. (2003). *Gesundheitsberichterstattung des Bundes: Bundes-Gesundheitssurvey: Alkohol*. Abgerufen: https://www.gbe-bund.de/gbe10/owards.prc_show_pdf?p_id=12512&p_sprache=d&p_uid=gast&p_aid=85722954&p_lfd_nr=2

Röske, K., Riedel, J., John, U., und Hapke, U. (2005). Betreuung von Patienten mit Alkoholabhängigkeit in »Schwerpunktpraxen Sucht« in Mecklenburg-Vorpommern. *SUCHT - Zeitschrift für Wissenschaft und Praxis*, 51(5), 272–278.

Schäfer, I., Verthein, U., Oechsler, H., Deneke, C., Riedel-Heller, S., und Martens, M. (2009). What are the needs of alcohol dependent patients with a history of sexual violence? A case-register study in a metropolitan region. *Drug and alcohol dependence*, 105(1-2), 118–125.

Scherle, T., Croissant, B., Heinz, A., und Mann, K. (2003). Ambulante Alkoholentgiftung. *Der Nervenarzt*, 74(3), 219–225.

Schmidt, L., Konrad, N. R. H., Schmidt K., Singer, M., und Teyssen, S. (2003). *Alkoholabhängigkeit: Suchtmedizinische Reihe, Band 1*. Abgerufen: http://www.dhs.de/fileadmin/user_upload/pdf/daten_fakten_alkohol/a20055-brosch-alkoholabhaengigkeit.pdf

Schneider, U. (2001). Comorbid anxiety and affective disorder in alcohol-dependent patients seeking treatment: the first Multicentre Study in Germany. *Alcohol and Alcoholism*, 36(3), 219–223.

Scottish Intercollegiate Guidelines Network (SIGN). (2003). *The management of harmful drinking and alcohol dependence in primary care. (SIGN Guideline No 74)*. Abgerufen: http://www.sign.ac.uk/pdf/sign74.pdf

Sens, B., Eckardt, J., und Kirchner, H. (2009). *Praxismanual: Integrierte Behandlungspfade*. Heidelberg: Economica.

Smedslund, G., Berg, R. C., Hammerstrøm, K. T., Steiro, A., Leiknes, K. A., Dahl, H. M., und Karlsen, K. (2011). Motivational interviewing for substance abuse. *Cochrane Database of Systematic Reviews (Online)*.

Soyka, M. (2004). Ambulante Entziehung und Entwöhnung Alkoholkranker: Neue Konzepte und Ergebnisse der Therapieforschung. *Bayerisches Ärzteblatt*, 59(2), 80–83.

Soyka, M., Bottlender, M., und Spanagel, R. (2005). Pro und Kontra: Kontrolliertes Trinken als sinnvolle und notwendige Behandlungsoption: Kontra. *Psychiatrische Praxis*, 32(07), 324–326.

Soyka, M., Clausius, N., Hohendorf, G., und Horak, M. (2004). Ambulante Entgiftung mit Carbamazepin und Tiapridex – medizinische Sicherheit und Ergebnisse einer Follow-up-Untersuchung. *Suchtmedizin in Forschung und Praxis*, 6(4), 307–311.

Span, R., Conrad, H., und Richter, G. (2006). Vermittlungsquoten in die stationäre Alkoholentwöhnungsbehandlung nach qualifiziertem Entzug. *SUCHT - Zeitschrift für Wissenschaft und Praxis*, 52(5), 327–333.

Spitzenverbände der Krankenkassen und Rentenversicherungsträger. (2001). *Vereinbarung »Abhängigkeitserkrankungen« vom 04.05.2001: Vereinbarung über die Zusammenarbeit der Krankenkassen und Rentenversicherungsträger bei der Akutbehandlung (Entzugsbehandlung) und medizinischen Rehabilitation (Entwöhnungsbehandlung) Abhängigkeitskranker*. Abgerufen: http://www.vdek.com/vertragspartner/vorsorge-rehabilitation/abhaengigkeit/_jcr_content/par/download/file.res/abh_vereinb_040501.pdf

Spitzenverbände der Krankenkassen und Rentenversicherungsträger. (2008). *Gemeinsames Rahmenkonzept der Deutschen Rentenversicherung und der Gesetzlichen Krankenversicherung zur ambulanten medizinischen Rehabilitation Abhängigkeitskranker vom 3. Dezember 2008*. Abgerufen: http://www.vdek.com/vertragspartner/vorsorge-rehabilitation/abhaengigkeit/_jcr_content/par/download_4/file.res/rkars_20081203.pdf

Steppan, M., Pfeiffer-Gerschel, T., und Künzel, J. (2011). *Suchtkrankenhilfe in Deutschland 2010: Jahresbericht der Deutschen Suchthilfestatistik (DSHS)*. Abgerufen: http://www.suchthilfestatistik.de/cms/images/publikationen/jahresbericht%202010%20dshs.pdf

Suchtforschungsverbund Baden-Württemberg. (2012). *Projekt AQAH – Ambulantes Qualitätsmanagement alkoholbezogener Störungen in der Hausarztpraxis*. Abgerufen: http://www.alkohol-leitlinie.de/?fldr=index

The National Clinical Guideline Centre for acute and chronic conditions. (2010). *Alcohol Use Disorders: Diagnosis and Clinical Management of Alcohol-related Physical Complications: Clinical Guideline 100*. Abgerufen: http://www.nice.org.uk/nicemedia/live/12995/48991/48991.pdf

Weissinger, V., und Missel, P. (2006). Gesamtkonzept des Fachverbandes Sucht e.V. zur Behandlung von Abhängigkeitserkrankungen. *SuchtAktuell*, (2), 44–70.

Weissinger, V., und Missel, P. (2012). Leitbild und Positionen zur Suchtkrankenhilfe und -behandlung. *SuchtAktuell*, *19*(2), 2–86.

Werner, S. (2011). Oft fehlen die richtigen Konzepte. Alkohol- und Medikamentenabhängigkeit im Pflegeheim [Often the proper concepts are missing. Alcohol and drug dependence in the nursing home]. *Pflege Zeitschrift*, *64*(2), 70–73.

Wildt, B. T., Andreis, C., Auffahrt, I., Tettenborn, C., Kropp, S., und Ohlmeier, M. (2006). Alcohol related conditions represent a major psychiatric problem in emergency departments. *Emergency medicine journal : EMJ*, *23*(6), 428–430.

Zeman, P. (2009). Sucht im Alter. *Informationsdienst Altersfragen*, *36*(3), 12.

Zobel, M., Missel, P., und Bachmeier, R., Brünger, M., Funke, W., Herder, F., Kluger, H., Medenwaldt, J., Weissinger, V., und Wüst, G. (2004). Effektivität der stationären Suchtrehabilitation – FVS-Katamnese des Entlassungsjahrgangs 2001 von Fachkliniken für Alkohol- und Medikamentenabhängige. *Sucht Aktuell*, 11–20.

Anhang

Anhang A: Priorisierung der Evidenz zur Modulgestaltung

Leitlinien →	Cochrane Reviews →	Ergänzende Literatur →	Experten
(National Collaborating Centre for Mental Health, 2011) ↓	• Case Management: (Hesse et al., 2007)	• Literatur aus systematischer Recherche zur Versorgungsanalyse	• AG BHP Alkoholabhängigkeit
(Proude et al., 2009) ↓	• Motivational Interviewing: (Busch et al., 2012)	• Graue Literatur	• Experteninterviews Versorgungsanalyse
(Scottish Intercollegiate Guidelines Network (SIGN), 2003) ↓	• (Ferri et al., 2006)		
(The National Clinical Guideline Centre for acute and chronic conditions, 2010) ↓			
(Geyer et al., 2006), (Mundle et al., 2003)			

Anhang B: Beispielfrage aus dem Fragenkatalog der Arbeitsgemeinschaft BHP Alkohol

I4 Case-Management (CM)
CM wird als Teil der Routinebehandlung für alle Patienten in spezialisierter Alkoholbehandlung empfohlen, insbesondere im Rahmen der Behandlungskoordination und Nachsorge.

Würden Sie dieses Modul in den BHP integrieren bzw. in ein Integriertes Versorgungsmodell aufnehmen?

☐ ja   ☐ nein   ☐ keine Bearbeitung möglich

WICHTIG: Bitte begründen Sie Ihre Antwort:

Teilnehmer A: »…z. B. die oben beschriebene KombiNord-Rehabilitation hat CM vorbildlich integriert, die Erfahrungen sind ausgezeichnet, weniger Abbrüche und bessere Kooperation zwischen den Akteuren. CM sollte Standard sein…«.

Teilnehmer B: »…CM ist wichtiger Bestandteil, aber unterfinanziert: zu wenig personelle Kapazitäten; wenig ausgebaut…«.

Teilnehmer C: »…CM ist besonders dort erforderlich, wo es modulübergreifende Ziele zu erreichen gilt, wofür die Akteure in den einzelnen Modulen sich nur begrenzt zuständig oder kompetent erleben…«.

Teilnehmer D: »…Die Integration verschiedener Behandlungsmodule (vor allem ambulant-stationär, aber auch der Übergang von der qualifizierten Entzugsbehandlung zur Entwöhnungsbehandlung sowie die Behandlung von Begleiterkrankungen Störungen)erfordert ein CM. In dem Konzept der Kombi-Nord ist CM obligatorisch…«.

Sofern Sie entsprechende Literaturhinweise haben, freuen wir uns, wenn Sie sie hier einfügen:

Anhang C: Suchstrategie Literaturrecherche Versorgung von Patienten mit Alkoholabhängigkeit

Datenbank: Pubmed

Abfrage:

((alcoholism[Text Word] OR alcoholism[Mesh Terms]) OR ((alcohol OR alcoholic) AND (abus* OR addict* OR depend* OR disorder OR ill*))) AND (germany[MeSH Terms] OR german*) AND ((»2004/01/01«[PDAT] : »2012/12/31«[PDAT]) AND (English[lang] OR German[lang]) AND »adult«[MeSH Terms]) AND e.g. »needs assessment«)

Die Abfrage wird jeweils um die in der Tabelle aufgeführten Suchbegriffe ergänzt (siehe Beispiel »needs assessment«).

Such-schritt	Bereich	Suchbegriffe	Datum	Treffer
1	Versorgung	(»health services« OR »health care« OR management))	20.06.12	231
2	Bedarf	(»needs assessment«))	20.06.12	3
3	Hausarzt	(»primary care« OR »general pract*« OR »family physician«))	20.06.12	17
4	Facharzt	(psychiatr* OR »specialist care« OR »mental health care« OR »mental health specialist«))	20.06.12	469
5	ambulant	(outpatient OR ambulatory))	20.06.12	68
6	stationär	(inpatient* OR hospital* OR stationary))	20.06.12	395
7	Fallmanage-ment	(»ca*e management«))	20.06.12	0
8	Angehörige	(relatives OR family OR caregiver*))	20.06.12	116
9	Krise	(crisis OR emergency OR acute))	20.06.12	203
10	Psychoeduka-tion	(psychoeducat*))	20.06.12	2
11	Psychotherapie	(psychother*))	20.06.12	294
12	Psychosoziale Versorgung	(psychosocial OR psycholog*))	20.06.12	438
13	Rehabilitation	(Rehabilitation*))	20.06.12	180
14	Zusammen-arbeit	(consultation OR liaison OR collaborat* OR referral OR cooperat*))	20.06.12	45
15	Gemeindepsych-iatrie	(»community mental health«))	20.06.12	3
16	Suchthilfe	(»addiction counselling« OR »addiction treatment«))	20.06.12	11
17	Nachsorge	(»after* care«))	20.06.12	0
18	Übergangsein-richtung	(»transition facility«))	20.06.12	0
19	Wohnheim	(residence OR dorm))	20.06.12	11

Datenbank: Ebsco Host

Oberfläche – EBSCOhost

Suchbildschirm – Erweiterte Suche

Datenbank – PSYNDEX: Literature and Audiovisual Media with PSYNDEX Tests; PsycINFO; Psychology and Behavioral Sciences Collection

Abfrage: (alcoholism OR ((alcohol OR alcoholic) AND (abus* OR addict* OR depend* OR disorder OR ill*))) AND german* AND (e.g. »needs assessment«)

Die Abfrage wird jeweils um die in der Tabelle aufgeführten Suchbegriffe ergänzt (siehe Beispiel »needs assessment«).

Filter:

Eingrenzungen allgemein: Erscheinungsjahr 2004-2012 (nicht gesondert in den einzelnen Datenbanken eingeben)

PSYNDEX Segment: Literature und Audiovisual Media: Sprache: English, German; Altersgruppe: Adulthood (18 yrs und older); Dokumententyp: Journal Article

Psychinfo: Publikationstyp: Peer Reviewed Journal; Sprache: English, German; Altersgruppen: Adulthood (18 yrs und older); Dokumenttyp: Journal Article

Psychology and Behavioral Sciences Collection: Dokumenttyp: Article

Such-schritt	Bereich	Suchbegriffe	Datum	Treffer
1	Versorgung	(»health services« OR »health care« OR management)	20.06.12	202
		(Versorgung* OR Inanspruchnahme* OR Management)	21.06.12	50
2	Bedarf	»needs assessment«	20.06.12	24
3	Hausarzt	(»primary care« OR »general pract*« OR »family physician«)	20.06.12	76
		(Hausarzt OR hausärzt* OR allgemeinmedizin*)	21.06.12	5
4	Facharzt	(psychiat* OR »specialist care« OR »mental health care« OR »mental health specialist«)	20.06.12	791
		(Facharzt OR fachärzt*)	21.06.12	4
5	Ambulant	(outpatient OR ambulatory)	20.06.12	78
		Ambulant	21.06.12	9
6	Stationär	(inpatient* OR hospital* OR stationary)	20.06.12	457
		(stationär* OR Krankenhaus* OR *klinik*)	21.06.12	148
7	Fallmanage-ment	»ca*e management«	20.06.12	12
		Fallmanagement	21.06.12	0
8	Angehörige	(relatives OR family OR caregiver*)	21.06.12	138
		(Angehörige* OR Familie*)	21.06.12	21
9	Krise	(crisis OR emergency OR acute)	21.06.12	89
		(Krise* OR Notfall OR akut*)	21.06.12	2
10	Psychoeduka-tion	(psychoeducat*)	21.06.12	3
		psychoedukat*	21.06.12	1
11	Psychotherapie	(psychother*)	21.06.12	484
12	Psychosoziale Versorgung	(psychosocial OR psycholog* OR psychosozial*)	21.06.12	510
13	Rehabilitation	Rehabilitation*	21.06.12	317

Such-schritt	Bereich	Suchbegriffe	Datum	Treffer
14	Zusammen-arbeit	(consultation OR liaison OR collaborat* OR referral OR cooperat* OR Konsultation OR Überweisung OR Liaison OR Zusammen-arbeit OR Kooperation OR Schnittstellen)	21.06.12	52
15	Gemeindepsych-iatrie	(»community mental health« OR komplementär* OR gemeindepsychiat* OR sozialpsychiat*)	21.06.12	37
16	Suchthilfe	(»addiction counseling« OR »addiction treatment« OR Suchtberatung* OR Suchtkrankenhilfe OR Suchthilfe)	21.06.12	315
17	Nachsorge	(after*care OR Nachsorge)	21.06.12	4
18	Übergangsein-richtung	(»transition facility« OR Übergangseinrichtung*)	21.06.12	13
19	Wohnheim	(residence OR dorm OR Wohnheim)	21.06.12	8

Datenbank: Web of Science

Abfrage:

(TS= (alcoholism OR ((alcohol OR alcoholic) AND (abus* OR addict* OR depend* OR disorder OR ill*))) AND TS= e.g. psychother* AND CU=Germany)

Die Abfrage wird jeweils um die in der Tabelle aufgeführten Suchbegriffe ergänzt (siehe Beispiel »psychother*«).

Language=(English) AND Document Types=(Article)
    Databases=SCI-EXPANDED, SSCI, A&HCI Timespan=2004-2012
    Lemmatization=On

Such-schritt	Bereich	Suchbegriffe	Datum	Treffer
1	Versorgung	(»health services« OR »health care« OR management))	20.06.12	87
2	Bedarf	(»needs assessment«))	20.06.12	2
3	Hausarzt	(»primary care« OR »general pract*« OR »family physician«))	20.06.12	47
4	Facharzt	(psychiatr* OR »specialist care« OR »mental health care« OR »mental health specialist«))	20.06.12	178
5	ambulant	(outpatient OR ambulatory))	20.06.12	49
6	stationär	(inpatient* OR hospital* OR stationary))	20.06.12	198
7	Fallmanage-ment	(»ca*e management«))	20.06.12	0
8	Angehörige	(relatives OR family OR caregiver*))	21.06.12	254
9	Krise	(crisis OR emergency OR acute))	21.06.12	171
10	Psychoeduka-tion	(psychoeducat*))	21.06.12	1
11	Psychotherapie	(psychother*))	21.06.12	30

Such-schritt	Bereich	Suchbegriffe	Datum	Treffer
12	Psychosoziale Versorgung	(psychosocial OR psycholog*))	21.06.12	68
13	Rehabilitation	(rehabilitat*))	21.06.12	21
14	Zusammen-arbeit	(consultation OR liaison OR collaborat* OR referral OR cooperat*))	21.06.12	48
15	Gemeindepsych-iatrie	(»community mental health«))	21.06.12	0
16	Suchthilfe	(»addiction counselling« OR »addiction treatment«))	21.06.12	12
17	Nachsorge	(»after* care«))	21.06.12	5
18	Übergangsein-richtung	(»transition facility«))	21.06.12	0
19	Wohnheim	(residence OR dorm))	21.06.12	8

Anhang D: Flow Chart zur Literaturrecherche Versorgung von Patienten mit Alkoholabhängigkeit

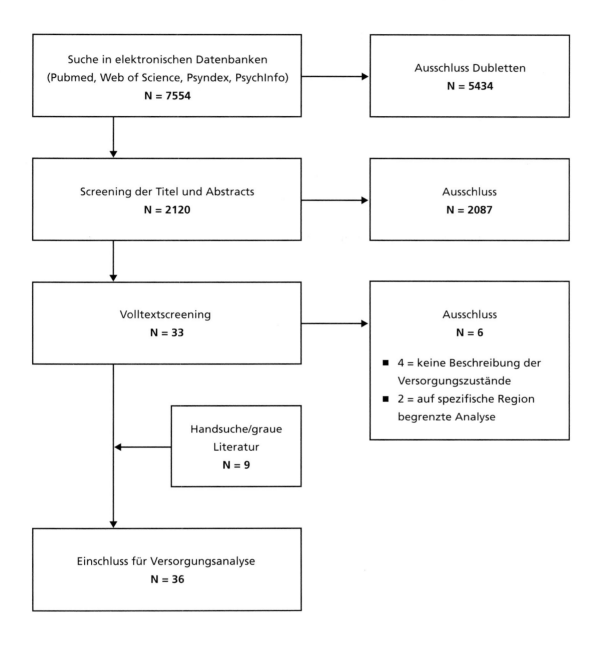

Anhang E: Beispiel Leitfaden

Interviewleitfaden Alkoholabhängigkeit
HA mit suchtmedizinischer Qualifizierung

Hinweise für den Interviewer:

- die durch dunkleren Hintergrund hervorgehobenen Überschriften/Themenkomplexe müssen mindestens im Interview erfragt werden (Hauptfragestellungen)
- zur Dokumentation, ob einzelne Bereiche während des Interviews bereits angesprochen worden sind, dienen die O. Diese können im Interviewverlauf angekreuzt werden
- unter den Fragen befindet sich stets ein freies Feld für Notizen
- die rechte Spalte gibt dem Interviewer Platz für Stichpunkte zur entsprechenden Frage bzw. greift Probleme/Lösungen auf, die im Rahmen der bisherigen Literaturrecherche bereits identifiziert werden konnten
- Frage-/Erzählanregungen:
  - Könnten Sie das/das Problem/usw. noch etwas weiter ausführen?
  - Könnten Sie hierzu ein Beispiel benennen?
  - Abgesehen von XY, können Sie noch weitere Probleme/Lösungen benennen?
  - Fällt Ihnen darüber hinaus noch etwas ein?

Einleitende Worte zu Beginn des Interviews	
Vorab prüfen, ob Tonbandgerät funktioniert	O
Dank aussprechen für die Teilnahme	O
Hinweis auf Aufzeichnung, Auswertung nur zu Forschungszwecken an der Leuphana, Anonymität zusichern	O
Zeitrahmen setzen – geplant sind 40-50 min	O
Inhalt und Ziel des Interviews nochmals kurz erläutern »Ich würde Sie bitten wollen, die folgenden Fragen stets aus Ihrer ganz persönlichen Sicht zu beantworten. Sollten Sie eine Frage nicht beantworten können, scheuen Sie sich nicht, dies zu sagen, bzw. wir können dann problemlos den Themenkomplex überspringen.«	O
»Falls Sie keine weiteren Fragen haben, würde ich gern mit dem Interview beginnen.«	O

Einstieg	
1.1 Bitte beschreiben Sie kurz die Rolle des Hausarztes in der Versorgung von alkoholabhängigen Patienten. Worin sehen Sie die Aufgaben mit diesem Personenkreis?	O
1.2 Wie schätzen Sie die ambulante Versorgungslage von alkoholabhängigen Menschen in Deutschland *im Allgemeinen* ein?	O

Notiz:

Versorgungslage – Diagnostik

2.1 Gibt es Ihrer Einschätzung nach Probleme bei der hausärztlichen   ○
Diagnostik von alkoholabhängigen Patienten? Falls ja, welche?
Was könnte dabei helfen, die genannten Probleme abzubauen?

Notiz:

Versorgungslage – Hausarztpraxis

3.1 Welche Schwierigkeiten bzw. Versorgungsdefizite sehen Sie bei der   ○
Behandlung von alkoholabhängigen Patienten in der Hausarztpraxis?

3.2 Welche Lösungs-/Optimierungsansätze sehen Sie zur Überwindung   ○
der von Ihnen genannten Probleme?

3.3 Welche Voraussetzungen müssen hierfür geschaffen werden?   ○
(Implementierungshilfen)

3.4 Für wie verbreitet schätzen Sie den ambulanten begleiteten   ○
Entzug ein?
je nach Antwort:
Welche Rolle nimmt der Hausarzt dabei ein?
Welche Rolle könnte der Hausarzt dabei einnehmen?
Warum befürworten Sie den ambulanten Entzug nicht?

Notiz:

Versorgungslage – Kooperation und Schnittstellen – medizinischer Bereich

4.1 Zunächst würde ich gern innerhalb des medizinischen Bereichs   ○
bleiben. Bitte beschreiben Sie kurz, wann und an wen Sie
alkoholabhängige Patienten überweisen?

4.2 Wie beurteilen Sie den Austausch bzw. die Absprachen (bzgl. Ihrer   ○
alkoholabhängigen Patienten) mit anderen Akteuren aus dem
medizinischen Bereich?
Nachfragen bei NICHT-BENENNUNG der folgenden Bereiche
Facharzt Psychiatrie   ○
Psychotherapeut   ○
Suchtfachklinik   ○
Suchtberatungsstellen   ○
4.3 Wie könnte Ihrer Vorstellung nach eine Zusammenarbeit   ○
zufriedenstellender verlaufen?

Notiz:

Versorgungslage – Kooperation und Schnittstellen – Suchthilfe und sonstige Bereiche

5.1 Mit welchen Akteuren außerhalb des medizinischen Bereichs   ○
kooperieren Sie in der Behandlung von alkoholabhängigen
Patienten?

5.2 Welche Schwierigkeiten sehen Sie bei der Kooperation mit   ○
Akteuren aus dem nichtmedizinischen Bereich? Was könnte zu
einer Verbesserung führen?

5.3 Bitte beschreiben Sie Ihre Kooperation mit der   ○
Suchtberatungsstelle. Sehen Sie hier Probleme?

5.4 Was könnte die Kooperation mit der Suchtberatungsstelle   ○
    verbessern?

Notiz:

Versorgungslage – Angehörige

6.1 Wie werden Angehörige Ihren Erfahrungen nach von Hausärzten   ○
    in die Behandlung einbezogen?

6.2 Sehen Sie Versorgungslücken im ambulanten Bereich im Bezug auf ○
    die Angehörigen? Wenn ja, welche?

Notiz:

Versorgungslage – Lösungsansatz IV

7.1 Die Literatur schlägt die IV als eine mögliche Lösung für   ○
    Versorgungsprobleme vor. Wie stehen Sie dazu? Welche Akteure
    sollten Ihrer Ansicht nach beteiligt sein, wenn es um die IV von
    alkoholabhängigen Patienten im ambulanten Setting geht?

Notiz:

Abschluss und Danksagung

8.1 Gibt es aus Ihrer Sicht noch wichtige Aspekte, die wir bisher noch ○
    nicht besprochen haben?

Vielen Dank für Ihre Teilnahme an diesem Interview!

Interviewprotokoll

Datum   ___ . ___ . 2012

                               Von ___: ___ Uhr bis ___: ___ Uhr

Interviewpartner

Interviewer

Weitere Informationen zum Interviewpartner

Anmerkungen zum Interview
(allgemeiner Eindruck, technische
Schwierigkeiten, kurzes Fazit etc.)

Anhang F: Codierschema zur Auswertung der Experteninterviews

	Oberkategorien (Codes)	Mögliche Unterkategorien (im Memo-Text)
	Diagnostik	(Hausarzt, Facharzt, Klinik , Suchtberatungsstellen)
	Hausarzt	(Behandlungsplanung, Schnittstelle, Umgang mit somatischen Komorbiditäten, Umgang mit psychiatrische Komorbiditäten, Zeit, Aufklärung, Arzt-Patient-Kommunikation)
	Facharzt	(Behandlungsplanung, Schnittstelle, Umgang mit somatischen und psychiatrische Komorbiditäten, Zeit, Aufklärung, Arzt-Patient-Kommunikation)
	Psychotherapeut	(Behandlungsplanung, Schnittstelle, Krise, Zeit, Aufklärung, Therapeut-Patient-Kommunikation)
	Entzug	(stationärer Entzug, ambulanter Entzug, QE, Pharmakotherapie, Schnittstelle (Zugang-/Einbestellung), somatische und psychiatrische Komorbidität, psychosoziale Therapie, Notfall, Kostenträger)
	Entwöhnung	(ambulante Rehabilitation, stationäre Rehabilitation, teilstationäre Rehabilitation, Pharmakotherapie, Behandlung (psychosozial), Schnittstelle, Kostenträger)
	Nachsorge	(Adaptionsbehandlung, Suchtberatungsstelle, psychotherapeutische Betreuung, Kostenträger)
A) Versorgungssituation mit Fokus auf Defiziten	**Angehörige**	(Einbezug, Aufklärung, Angehörigenangebote/-gruppen, Kinder, familientherapeutische Interventionen, Paartherapie)
	Arbeit und Ausbildung	(Integration in Beschäftigung, betriebliches Gesundheitsmanagement, Berentung, Erwerbslosigkeit)
	Selbsthilfe	(Selbsthilfeangebot-/gruppen, Motivation, Zugang, Anregung von professioneller Seite)
	Sonstiges	(gesetzlicher Betreuer, Justizbehörden, Sonstige)
	Andere Versorgungsangebote (ambulant komplementärer Bereich)	(ärztlicher Bereich, nicht-ärztlicher Bereich)
	Kooperation und Zusammenarbeit	(ambulant/stationär; stationär/ambulant; ambulant/ambulant, Verlegungs-/Entlassungsmanagement, Vernetzung/Vermittlung, Kooperation mit Kostenträger)
B)	**Lösungen und Verbesserungsvorschläge (doppelt mit A) kodieren)**	(falls möglich, Bereich zuordnen, weitere Kategorie: Implementierungshilfen, Implementierungsbarrieren; Interventionen vs. Versorgungsmodelle vs. andere strukturelle Veränderungen)

Anhang G: Tabelle 3: Ergebnis der Konsentierungsverfahren

	Runde 1		Runde 2	
	N[1]	%	N[1]	%
Algorithmus zur IV Alkoholabhängigkeit	19/23	82,61	21/22	95,45
A1 Hausärztliche Diagnostik	16/21	76,19	22/23	95,65
A2 Fachärztliche Diagnostik	16/22	72,73	20/23	86,96
Algorithmus zu Diagnostik und Management	18/22	81,82	20/22	90,91
A3 Aufnahme in IV	16/23	69,57	21/23	91,30
A4 Behandlungsplanung	17/23	73,91	20/23	86,96
I1 Motivationale Kurzintervention	17/22	77,27	21/22	95,45
I2a Ambulanter Entzug	19/23	82,61	21/22	95,45
I2b Stationärer Entzug	19/23	82,61	22/23	95,65
I3a Ambulante Entwöhnung	19/23	82,61	20/23	86,96
I3b Stationäre Entwöhnung	16/21	76,19	21//23	91,30
I3c Adaptionsbehandlung	22/23	95,65	22/23	95,65
I4 Hausärztliche Behandlung	18/23	78,26	21/23	91,30
I5 Fachärztliche Behandlung	17/22	77,27	21/23	91,30
I6 Case-Management	20/23	86,96	21/23	91,30
I7 Ambulante psychiatrische Pflege	17/21	80,95	21/23	91,30
I8 Suchtberatung	20/23	86,96	20/23	86,96
I9 Maßnahmen zur beruflichen (Re-)Integration	21/23	91,30	23/23	100
I10 Angehörige und soziales Umfeld	20/23	86,96	22/23	95,65
I11 (Re-)Integration in Maßnahmen zur Weiterbehandlung	18/23	78,26	22/23	95,65
I12 Entlassung aus dem Case-Management	18/22	81,82	22/23	95,65
KN1 Krisendienst der APP	18/21	85,71	21/22	95,45
KN2 Krisendienst der SBS	18/21	85,71	20/21	95,24
KN3 Ärztliche Notfallintervention	18/21	85,71	22/22	100
KN4 Stationäre Notfallintervention	21/21	100	22/22	100
KQ1 Behandlungskonferenzen	20/23	86,96	20/22	90,91
KQ2 Konsiliar-, Beratungs- und Vernetzungsarbeit	22/23	95,65	23/23	100
KQ3 Qualitätssicherung	22/23	95,65	23/23	100
KQ4 Fort- und Weiterbildung	22/23	95,65	23/23	100
KQ5 Arbeitskreis Qualitätsmanagement	21/22	95,45	23/23	100
KQ6 Netzwerkaufgaben	22/22	100	23/23	100
Gesamteinschätzung des Behandlungspfades	20/21	95,24	22/23	95,65

1 Den Konsentierungsteilnehmer wurde ermöglicht, keine Rückmeldung zu Modulen zu geben, die außerhalb ihres Kompetenzbereichs liegen. Daher ergibt sich jeweils ein leicht unterschiedlicher Rücklauf.

Anhang H: Alkoholspezifische Screeninginstrumente (von den Leitlinien empfohlen)

AUDIT-Fragebogen

> Ein Glas Alkohol entspricht:
> 0,33 Liter Bier
> 0,25 Liter Wein oder Sekt
> 0,02 Liter Spirituosen

(A1) Wie oft trinken Sie Alkohol?

☐ Nie ☐ Einmal im Monat oder seltener ☐ Zwei- bis viermal im Monat ☐ Zwei- bis dreimal die Woche ☐ Viermal die Woche oder öfter

(A2) Wenn Sie Alkohol trinken, wie viele Gläser trinken Sie dann üblicherweise an einem Tag?

☐ 1-2 ☐ 3-4 ☐ 5-6 ☐ 7-9 ☐ 10 oder mehr

		Nie	Einmal im Monat oder seltener	Zwei- bis viermal im Monat	Zwei- bis dreimal die Woche	Viermal die Woche oder öfter
(A3)	Wie oft trinken Sie sechs oder mehr Gläser Alkohol bei einer Gelegenheit (z. B. beim Abendessen, auf einer Party)?	☐	☐	☐	☐	☐
(A4)	Wie oft konnten Sie während der letzten 12 Monate nicht mehr aufhören zu trinken, nachdem Sie einmal angefangen hatten?	☐	☐	☐	☐	☐
(A5)	Wie oft konnten Sie während der letzten 12 Monate Ihren Verpflichtungen nicht mehr nachkommen, weil Sie zu viel getrunken hatten?	☐	☐	☐	☐	☐
(A6)	Wie oft haben Sie während der letzten 12 Monate morgens erst mal ein Glas Alkohol gebraucht, um in die Gänge zu kommen?	☐	☐	☐	☐	☐
(A7)	Wie oft hatten Sie während der letzten zwölf Monate Schuldgefühle oder ein schlechtes Gewissen, weil Sie zu viel getrunken hatten?	☐	☐	☐	☐	☐

		Nie	Einmal im Monat oder seltener	Zwei- bis viermal im Monat	Zwei- bis dreimal die Woche	Viermal die Woche oder öfter
(A8)	Wie oft waren Sie während der letzten 12 Monate nicht in der Lage, sich an Dinge zu erinnern, weil Sie zu viel getrunken hatten?	☐	☐	☐	☐	☐

		Nein	Ja, aber nicht im letzten Jahr	Ja, im letzten Jahr
(A9)	Haben Sie sich schon mal verletzt, weil Sie zu viel getrunken hatten? Oder ist jemand anderes schon mal verletzt worden, weil Sie zu viel getrunken hatten?	☐	☐	☐
(A10)	Hat sich ein Verwandter, Freund oder Arzt schon einmal Sorgen gemacht, weil Sie zu viel trinken oder Ihnen geraten, weniger zu trinken?	☐	☐	☐

AUDIT-C-Fragebogen

> <u>Ein Glas Alkohol</u> entspricht:
> 0,33 Liter Bier
> 0,25 Liter Wein oder Sekt
> 0,02 Liter Spirituosen

(A1) Wie oft trinken Sie Alkohol?
☐ Nie   ☐ Einmal im Monat oder seltener   ☐ Zwei- bis viermal im Monat   ☐ Zwei- bis dreimal die Woche   ☐ Viermal die Woche oder öfter

(A2) Wenn Sie Alkohol trinken, wie viele Gläser trinken Sie dann üblicherweise an einem Tag?
☐ 1-2   ☐ 3-4   ☐ 5-6   ☐ 7-9   ☐ 10 oder mehr

(A3) Wie oft trinken Sie sechs oder mehr Gläser Alkohol bei einer Gelegenheit (z. B. beim Abendessen, auf einer Party)?
☐ Nie   ☐ Einmal im Monat oder seltener   ☐ Zwei- bis viermal im Monat   ☐ Zwei- bis dreimal die Woche   ☐ Viermal die Woche oder öfter

Zwei Fragen nach der Frequenz-Menge-Methode (QF)
An wie vielen Tagen pro Woche trinken Sie Alkohol?
Wie viele Gläser Alkohol trinken Sie an einem normalen Tag, an dem Sie Alkohol trinken?

Anhang I: Diagnostische Kriterien zu Alkoholkonsum und -abhängigkeit

	Kriterium		
Alkoholkonsum	AUDIT	Einheiten/ tägl.	ICD-10 (WHO)
Risikoarmer Konsum	< 8	1-3	
Riskanter Konsum	8-15	> 3	-
Schädlicher Konsum	16-19	k. A.	
Alkoholabhängigkeit	> 20	k. A.	F 10.2 mind. 3 der folgenden Kriterien in den letzten 12 Monaten: Craving, verminderte Kontrollfähigkeit, Toleranzerhöhung, körperliches Entzugssyndrom, Substanzgebrauch vorrangig, anhaltender Konsum trotz schädlicher Folgen
leicht	k. A.	<15	
mittel	k. A.	15-30	-
schwer	k. A.	> 30	

1 Einheit = 8 g bzw. 10 ml Alkohol; AUDIT

Quellen: NICE 2011, LL AUS 2009, WHO 2013 (http://www.who.int/substance_abuse/terminology/definition1/en/)

Empfohlene Grenzwerte für Deutschland = risikoarmer Konsum (lt. DHS 2010)
Männer: 24 g tägl. (=3 Einheiten)
Frauen: 12 Fg tägl. (=1-2 Einheiten)

Anhang J: Prinzipien des Motivational Interviewing

Empathie zeigen:

Kennzeichnend für die Umsetzung von Empathie ist Wertschätzung, aktives Zuhören und das Einlassen auf ein Tempo, das der Patient vorgibt.

Diskrepanz erzeugen:

Diskrepanz wird dadurch erzeugt, dass man mit dem Patienten über Lebensperspektiven und Zukunftswünsche spricht und hilft, die Vor- und Nachteile des Alkoholkonsums dagegen abzuwägen. Idealerweise wird somit dem Patienten die Notwendigkeit einer Veränderung deutlich und eine »intrinsische« Veränderungsbereitschaft erzeugt.

Beweisführung vermeiden:

Konfrontationen vermeiden, stets Geduld und Empathie einsetzen.

Widerstand aufnehmen: Gehen Sie auf eventuelle Ambivalenzen ein und versuchen Sie, Widerstand positiv zu nutzen. Erkennen Sie die Eigenverantwortung des Patienten an und erarbeiten Sie gemeinsam eine realistische Perspektive.

Selbstwirksamkeitserwartung des Patienten fördern:

Fördern Sie den Glauben des Patienten an seine eigenen Fähigkeiten und zeigen Sie stets Zuversicht und Vertrauen in die Fähigkeiten des Patienten. Vermeiden Sie skeptische und resignative Äußerungen.

Anhang K: Hilfen zum Abklären von Suizidalität/Umgang mit Suizidalität

Fragebeispiele zur Einschätzung der aktuellen Suizidalität:

- Haben Sie in letzter Zeit daran denken müssen, nicht mehr leben zu wollen?
- Häufig?
- Haben Sie auch daran denken müssen, ohne es zu wollen? D. h. mit anderen Worten: Haben sich Suizidgedanken aufgedrängt?
- Konnten Sie diese Gedanken beiseiteschieben?
- Haben Sie konkrete Ideen, wie Sie es tun würden?
- Haben Sie Vorbereitungen getroffen?
- Umgekehrt: Gibt es etwas, was Sie davon abhält?
- Haben Sie schon mit jemandem über Ihre Suizidgedanken gesprochen?
- Haben Sie jemals einen Suizidversuch unternommen?
- Hat sich in Ihrer Familie oder Ihrem Freundes- und Bekanntenkreis schon jemand das Leben genommen?

(aus der S3-LL Unipolare Depression, DGPPN et al., 2009)

Hinweise zur Gesprächsführung mit suizidalen Menschen:

- Raum und Zeit zur Verfügung stellen (Zuwendungsangebot)
- Sicherung eines emotionalen Zugangs und einer entsprechenden emotionalen Reaktion des Patienten
- Beruhigende Versicherung, dass Hilfe möglich ist
- Offenes und direktes Ansprechen von Suizidalität
- Entdramatisierung sowie Vermeidung von Bagatellisierung
- Fragen nach bindenden, d. h. am Suizid hindernden äußeren (z. B. Familie, Kinder, religiöse Bindung usw.) und inneren Faktoren (z. B. Hoffnung auf Hilfe, frühere Erfahrungen, Vertrauen); je mehr bindende Faktoren genannt werden können, je mehr Gründe Patienten finden, die für das Leben sprechen, desto unwahrscheinlicher ist es, dass sie ihren Suizidgedanken entsprechend handeln
- Vermittlung von Hoffnung, Hilfe und Chancen auf Veränderung (Zukunftsorientierung) sowie ein Angebot für weitere Therapie (selbst oder Vermittlung) und eine entsprechende Planung
- Konkrete Vereinbarung über regelmäßigen zusätzlichen Kontakt (direkt oder telefonisch, mit Uhrzeit und Ort) und Klärung des Behandlungssettings (ambulant/stationär). Grundsätzlich ist zu empfehlen, dass die Bezugsperson/der Therapeut im Verlauf nicht wechselt und damit eine kontinuierliche Betreuung ermöglicht wird.

(aus der S3-LL Unipolare Depression, DGPPN et al., 2009)

Register